· 名医与您面对面 ·

知名专家细说
心脏病

于全俊/编著

中国盲文出版社

图书在版编目（CIP）数据

知名专家细说心脏病：大字版/于全俊编著. —北京：中国盲文出版社，2015.11

ISBN 978 - 7 - 5002 - 6473 - 6

Ⅰ．①知…　Ⅱ．①于…　Ⅲ．①心脏病－防治 Ⅳ．①R541

中国版本图书馆 CIP 数据核字（2015）第 260959 号

知名专家细说心脏病

著　　者：于全俊
出版发行：中国盲文出版社
社　　址：北京市西城区太平街甲 6 号
邮政编码：100050
印　　刷：北京汇林印务有限公司
经　　销：新华书店
开　　本：787×1092　1/16
字　　数：160 千字
印　　张：16.5
版　　次：2015 年 12 月第 1 版　2017 年 5 月第 3 次印刷
书　　号：ISBN 978 - 7 - 5002 - 6473 - 6/R · 948
定　　价：28.00 元
销售服务热线：（010）83190297 83190289 83190292

前　言

　　心脏病被称为人类的头号"杀手"，其发病率一直居高不下，成为年年上榜的十大死因之一。在美国，每5个人中就有2个人最终死于心脏病，每天因心脏病死亡的人数接近2500人，每33秒钟就有1个人死于心脏病。1993年，美国心脏病死亡人数为954138人，占总死亡人数的42.1%。到2020年，人类疾病死因的排列顺序将有重大变化，但是冠心病和脑猝死仍遥遥领先，预计分别居于第一位和第二位。到那时，全球死于冠心病的人数也会以惊人的速度成倍地增长，将由1990年的630万增至1100万。1100万？多么庞大的数字！可想而知，心脏病不仅是危害人类健康的主要疾病，更是目前和未来20年内人类致死、致残的"头号杀手"。

　　呈现在我们面前的是这么可怕的数字，竟然有这么多的生命最终都被可怕的心脏病给夺走了。人的生命在心脏病面前显得多么脆弱，尤其是当我们听到熟人因心肌梗死突然去世，或者亲眼见到有人突发严重的心脏病，这些都会让我们感到恐惧，让我们感到生命正在受到威胁，所以，我们没有理由不预防心脏病，来保卫我们的健康。

那么，什么是心脏病呢？

心脏病被很多人误认为是一种病，其实，心脏病只是个笼统的概念，它是心脏疾病的总称，包括瓣膜性心脏病、先天性心脏病、高血压性心脏病、心肌病、冠心病（心肌梗死、心绞痛）、心律失常、肺源性心脏病等各种心脏病。

心脏病的种类及严重程度差异非常大。有的可致人突发性的死亡，有的则是缓慢进展，折磨着人体的健康；有的是短暂性的，有的则是长年累月、长期性的。诱发心脏病发作的原因也不尽相同，有的是先天性遗传或者病因不明等目前尚不可控制的因素所致；有的则主要与一些饮食习惯与生活方式有关。

俗话说："无病早防，防患于未然；有病早治，亡羊补牢未为晚。"心脏病的预防与治疗关键是"早"。虽然诱发心脏病的遗传等危险因素难以改变，但是如果能有效控制其他因素，那就能有效地预防心脏病。加拿大研究人员发表报告说，全球大约35％的心脏病的发作与食用油炸食品、盐渍零食和肉类有关。可见，良好的日常饮食习惯和生活方式对心脏病患者而言是多么的重要。

据说，美国第34任总统艾森豪威尔曾患有严重的心力衰竭，在医生的建议下，艾森豪威尔改掉了吸烟及不良的生活习惯，并坚持减肥和进行体育锻炼。没过多久，奇迹发生了，艾森豪威尔竟变得越来越健康了。

在我们周围有很多心脏病患者在健康快乐地生活和工作着，也有无数的患者正以顽强的毅力和勇气与心脏病做着殊死搏斗。患了心脏病，就必须勇敢地面对现实，配合医生，采取相应的措施来进行治疗。相信在不久的将来，你的身体会慢慢地恢复健康。

我们编写本书的目的就是把一些有关心脏病治疗的小常识和小方法汇集在一起，真诚地奉献给所有热爱生活、热爱生命的人。

目　录

第 1 章　心脏病：健康的头号"杀手"

第 3 章　心脏病的治疗与急救措施

第 4 章　生活好习惯，远离心脏病

第 5 章　预防心脏病，饮食要健康

第 6 章　坚持运动，防治心脏病

第 7 章　调整心态，保养心脏

第 8 章　巧用中医防治心脏病

第 1 章

心脏病：健康的头号"杀手"

心脏是生命之"源"，没有了源头，生命就会戛然而止。现在，心脏病这一无形杀手正在悄悄地吞噬着我们的健康，可是我们对于心脏病的了解，却仅如冰山一角。因此，为了身体健康，应从认识心脏病开始！

健康测试

当心，你是否已患了心脏病

也许心脏病已悄然降临到你的身上，你却浑然不觉。下面的这则测试题有助于你认清自己的身体是否健康。最近3个月，你的身体是否有如下症状？如果有其中的任何一项，注意了，你可能已患上心脏病，请及时到医院做检查。

（1）在上楼或者下楼时，经常会感觉到呼吸困难、气喘吁吁。

（2）小便的间隔时间短，出现尿频现象。

（3）下肢经常水肿。

（4）活动之后会感到喘促、疲劳、乏力，胸中憋闷得难受。

（5）有脉搏中断现象。

（6）血压升高，偶有头痛。

（7）口唇、指甲呈青紫色。

（8）无缘无故地流鼻血。

心脏的结构和功能

被称为生命之泵的心脏，一旦出现故障，就会危及生命。

一般来说，心脏的大小同自己的拳头差不多大，外形看起来像个桃子，位于胸廓、胸口的略左侧。将手放置在左胸部上方，可感觉心脏的跳动，这个部位对应心尖区。

心脏并非直立状态，而是略为倾斜。心脏的上方对着右侧肩部，下端则略向左倾斜。左下端这个部位便称作"心尖"。心尖如其名称叙述般的，形状尖。心尖的内侧即是左心室，血液由此向大动脉源源不断输送，分布至人体全身各处。

由心脏输送出来的血液将在体内的各个部分进行新陈代谢，将氧气和二氧化碳交换，形成静脉血，再流向心脏，回到右心房。

血液回到右心房后马上流向右心室，由心脏再向肺部流去。被输送进肺部的静脉血放出二氧化碳，带着氧气再度形成动脉血。动脉血再流回左心房，进入左心室。

如上述般的，心脏片刻不停地将血液循环性地送到全身各部位。一天平均将 1 万升的血液输送至全身各部位。假定人类的平均寿命为 75 岁，那么心脏可说是拥有 75 年寿命的超高性能泵。

然而，一旦这个超高性能泵停止运转，4 分钟便能决定生死。如果 4 分钟之内功能没有马上恢复的话，人便有死亡的可能性，并可能直接导致脑死亡。一旦脑死亡，脑部将没有再生的机会。

专家提示

心脏是循环系统中的动力，也是生命的守护神，但我们通常会被各种各样的心脏病缠身，可见心脏极其脆弱，所以我们要用心呵护心脏。

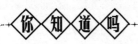

夺取生命的冠状动脉性疾病

心脏的大小如同本人的拳头。有人曾说拳头有多大，心就有多大，经科学证实这句话是有一定道理的。成人心脏的重量为200～300克，形如桃状，茶色，带有光泽。

心室和心房充满着大量的血液，有人认为心脏的养分应该是来自心室和心房，这是错误的看法。事实上，心脏的养分来自冠状动脉。冠状动脉是一条专门供给心脏养分的动脉。冠状动脉依附在心脏的表面，因形状如光圈环绕着心脏，故名冠状动脉。

自大动脉根源起左右各延伸出一条粗大的冠状动脉，将心脏如光圈般地环绕，并且像张网一样朝心肌层的中心扩张。心脏便是从冠状动脉中取得氧气及营养素，以维持生命现象的。因此，一旦冠状动脉的血液流动受到某些影响而有所阻碍时，心脏也即将面临重大的危机。

心脏病发作前的症状

心脏病若能及早发现，早期的治疗还是有效的。若能准确察觉这些危险信号并采取相应的措施，即使病情很严重，大多也可以恢复健康。若没能察觉危险信号，治疗晚一步，也许就不能恢复健康，这是心脏病的特点之一。因此，注意那些危险信号的提示，早日发现、治疗心脏病非常重要。

心脏病的四大症状分别是心悸、呼吸困难、胸口疼痛及水肿。虽然这些症状在其他疾病中也频频可见，但是在心脏病里这四大症状在其出现的方式上却有许多特征。

（1）心悸持续不断。

（2）在安静状态中心悸突然产生，又很快停止。

（3）随心悸而来的目眩、胸部压迫感、胸痛、出冷汗、脸色苍白等伴随症状。

（4）爬坡时感到呼吸困难，走在平地也时时有呼吸急促的现象。

（5）脉搏跳动快、呼吸困难。另外，平卧时无法入眠。

（6）下半身呈水肿现象，脸部也时常有水肿情况发生。

除此之外，心脏病中较常见的自觉症状还有痰中带血、四肢无力、容易干咳、头痛、青色症（嘴唇、舌部、指甲等容易变青紫色的现象），等等。

心脏病一旦发作，常会有无法向医师说明自觉症状及无法做进一步检查的可能性。因此，希望读者们能在日常生活中重视心脏病的预防。

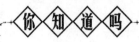 专家提示

注意不要因为没有症状而粗心大意，因为有很多人并未感到自己有病，却在散步或运动时发生猝死。所以，即使没有心脏病发作前的症状，也要定期到医院做检查，以防不测。

你 知 道 吗

注意危及生命的胸痛

许多疾病都可引起胸痛，有时可能是不太严重的神经痛，但也可能是直接危及生命的疾病。有人患神经痛，可能会说"痛得受不了"，其实，这并不是很严重的病，不会因处理不及时而导致死亡。

如胸痛剧烈并伴有不安感，则可能为急性心肌梗死、大动脉黏膜剥脱、大动脉瘤、肺栓塞等疾病，可威胁生命。这种胸痛多在某个诱因下突然发病。运气好的话，只出现较轻的症状；若置之不理，病情则可进一步加重，甚至危及生命。

胸部剧烈疼痛时常伴有血压下降、脉搏变慢的情况。严重时，情绪会变差，面色苍白，重者可有发绀，血液循环障碍可导致手脚变成紫色，还可伴有气短、无力、心悸、眩晕等症状。

　　一些严重的疾病都会从胸痛开始，但原因却是多种多样，胸痛的部位和伴发的症状也有微妙的差别。典型的急性心肌梗死表现为胸前部紧缩样、绞榨性疼痛或刺痛，多伴有呼吸困难等症状。常见的先兆症状为数小时至数天前反复发作短暂性胸痛，疼痛可维持几分钟。有的无任何先兆症状，突然发作而致心肌梗死。

　　心脏在横膈膜的上面，而胃就在横膈膜的下面，因此，这种疼痛常与胃痛相混淆。

　　主动脉夹层动脉瘤黏膜剥脱时不仅会出现剧烈胸痛，有时会出现背部疼痛或腹痛。主动脉夹层动脉瘤黏膜剥脱时亦可并发心肌梗死。

　　主动脉夹层动脉瘤破裂时，大部分人很快会出现血压下降不能控制的症状，数分钟内就可死亡。

　　肺栓塞时也可出现剧烈胸痛，更会因肺循环受到阻碍而出现呼吸困难的症状，甚至出现血压下降、休克的症状，十分可怕。胸痛多发生在胸的右下、左下等部位。

引发心脏病的危险因素

　　引起心脏病的因素有很多，下面列出几种主要的因素。

1. 年龄和性别

年龄越大，患心脏病的概率越大，也就是说，心脏病患病概率和年龄是成正比的，但并不是所有的老年人都患有此病。另外在性别方面，一般男性患心脏病的概率要大于女性，而女性在绝经后要比绝经前患此病的概率大。

2. 饮食习惯

不良的饮食习惯是导致心脏病的重要因素。饮食习惯与心血管疾病的发生、发展关系密切，平时爱吃高脂肪、高热能、高胆固醇食物的人，其心血管病的发生率会比普通人高。

3. 高血压病和高脂血症

高血压病和高脂血症被认为是动脉粥样硬化和心血管疾病的主要危险因素。

4. 吸烟

吸烟是促发冠心病的重要因素之一，吸烟会促进冠状动脉发生粥样硬化，促使冠心病的发生、发展。同时，吸烟会增加心肌梗死和心源性猝死的危险，也会引起其他的疾病，如肺癌、外周血管疾病等。

5. 肥胖

肥胖是患心脏病的一个危险性信号。不仅如此，肥胖者患高血压病和糖尿病也相当多见。

6. 其他因素

工作压力大、过于紧张、不经常锻炼等都会引发心脏病。另外，饮用水的硬度及微量元素的摄入量也与心脏病有一定关系。

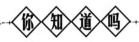

要根治心脏病，首先要弄清导致心脏病的危险因素。远离了这些危险因素，就远离了心脏病。

你知道吗

自测心脏病有口诀

民间关于心脏病的顺口溜有很多，择取其中的一则，供读者朋友参考：

舌为心苗侯心脏，紫暗瘀血流不畅；舌尖齿痕气不足，心肌缺血便是常。

十指连心有迹象，指纹青紫手发胀；四五指后有小包，按压疼痛分轻重。

时常按摩保心康，免去服药方法良；压差近来低压高，转向心脏不得了。

上楼行路气发短，胸闷胀痛气不畅；放射疼痛在后背，左边难受最为常。

时常气喘似抽泣，医学名叫善太息；睡时常常被憋醒，不可小视要警惕。

心脏病的分类

一般将心脏病分为先天性与后天性两大类。

先天性心脏病大多数是因为母亲自身遗传或者怀孕期间母体受到感染而导致的；后天性心脏病均为出生以后所患，是因日常生活不注意保健和不良的生活习惯而引起的。

后天性心脏病主要分为以下几种：

1. 冠心病

动脉粥样硬化常累及主动脉、冠状动脉、脑动脉、肾动脉、周围动脉等。冠状动脉粥样硬化引起血供障碍时，称为冠状动脉粥样硬化性心脏病（冠心病）或缺血性心脏病。

2. 瓣膜性心脏病

急性期引起心内膜、心肌和心包炎症，称为瓣膜性心肌炎；慢性期主要形成瓣膜狭窄和关闭不全，称为风湿性心瓣膜病。

3. 高血压性心脏病

原发性高血压、显著而持久的动脉血压增高可影响心脏，导致高血压性心脏病。

4. 肺源性心脏病

为肺、肺血管或胸腔疾病引起肺循环阻力增高导致的心脏病。

5. 心肌病

由新陈代谢或异常的心肌变化等引起的，有时酗酒、药物亦可导致心肌病。

6. 感染性心脏病

由病毒、细菌、真菌等感染侵犯心脏导致的心脏病。

7.内分泌性心脏病

如甲状腺功能亢进性心脏病、甲状腺功能减退性心脏病等。

8.营养代谢性心脏病

如维生素缺乏性心脏病等。

9.心脏神经症

为自主神经功能失调引起的心血管功能紊乱。

专家提示

心脏病的种类有很多，但总的来说，以冠心病最为常见，且冠心病的发病率正在逐年上升，是严重威胁健康的疾病之一。

冠心病对身体危害大

冠心病是冠状动脉粥样硬化性心脏病的简称。在日常生活中，冠心病是最常见的一种心脏病，也是危害中老年人健康的常见病。心脏不停息地工作会消耗大量能量和营养物质，"冠状动脉"就是专门为心脏供应能量和养分的血管。如果冠状动脉不正常，就会导致心脏的血液供给减少。冠心病的产生就是因为冠状动脉狭窄，引起供血不足而导致心脏发生病变，所以冠心病又被称为缺血性心脏病。

当冠心病发作时，胸部会感到一种压榨性的疼痛，并可放射到颈、颔、手臂及胃部。即使不运动，这种疼痛依旧存在，除了疼痛之外，还表现为眩晕、气促、出汗、恶心及昏厥。严重的患者还可能死亡。

冠心病是老年人最常见的一种心血管疾病，多发生在40 岁以后，患病率随着年龄的增长而增高。一般男性多于女性，脑力劳动者多于体力劳动者，城市多于农村，平均患病率约为 6.49%。近年来，患病年龄越来越趋于年轻化。

冠心病的发生与冠状动脉粥样硬化狭窄的程度和支数有密切关系，有的年轻的冠心病患者虽然冠状动脉粥样硬化不严重，甚至没有发生粥样硬化，但是由于受冠状动脉痉挛等因素的影响，依旧会发生冠心病。有的老年人虽然有严重的粥样硬化，却不会出现心脏病的症状，如胸痛、心悸等。所以对于中老年朋友来说，不管你是否有心脏病的症状，都要去医院做定期检查。

专家提示

随着生活节奏的加快，高脂肪、快餐化的生活方式逐渐走进人们的生活当中，进而也导致冠心病呈逐年上升的趋势。冠心病防治的关键在于早期预防。懂得科学地预防冠心病，就等于给自己买了一份健康保险。

冠心病的五种类型

冠心病是由冠状动脉狭窄引起供血不足的一种心脏病，根据临床特点把冠心病分为以下五种类型：

1. 心绞痛型

心绞痛就是胸部阵发性、压榨性疼痛。心绞痛包含劳累性心绞痛和自发性心绞痛。劳累性心绞痛顾名思义就是患者常在用力、劳累或心动过速时诱发的短暂性心绞痛，休息或舌下含服硝酸甘油片后疼痛可迅速缓解。自发性心绞痛是指患者在安静休息或睡眠时发生心绞痛，有时还会在寒冷或情绪激动时发生，这种胸痛的发作与劳累无明显关系，而且发作的时间较长，程度也较重。

2. 心肌梗死型

心肌梗死是指冠状动脉完全受阻，促使供应心肌的血流完全中断，主要表现为突然发生严重而持久的胸痛，常伴有面色苍白、大汗和呕吐，舌下含服硝酸甘油常不能缓解疼痛。严重时，患者有"濒死感"，疼痛可持续数小时到数天。当发现患者有急性梗死的症状时，应立即将其送往医院，在医生的安排下做心电图、抽血化验心肌酶和肌钙蛋白。

3. 隐匿型

因其在发作时，患者不会感到胸痛、胸闷，所以又被称为无痛性心肌缺血。患者无痛并不表明其冠状动脉狭窄程度轻，且预后并不一定比有症状者（心绞痛型）好，甚至因无症状而容易被患者忽略，给患者带来更为严重的后果。

4. 心律失常和心力衰竭型

心律失常是冠心病患者的症状，也可以说是冠心病其他类型中的一个临床表现。但有心律失常并不能证明一定是患了冠心病。心力衰竭和心律失常一样，同样可以说是冠心病的表现之一，也可以是其他心脏病引发的后果。

5. 猝死型

猝死型，顾名思义就是患者因严重的心肌缺血所致的突然死亡，主要为严重心肌缺血引起的恶性心律失常所致。

专家提示

由于某些冠心病发病前没有丝毫预兆，一些患者如果抢救不及时，后果不堪设想。

七类人易患冠心病

冠心病对身体的健康构成了严重的威胁，而且冠心病让人防不胜防，到医院检查时，医生可能会告诉你患冠心病很长时间了，并且这时不仅心脏受到了不良的影响，而且也错过了治疗冠心病的最好时机。所以要早预防、早治疗，以下七类人更要注意了，稍不注意你就会患上冠心病。

1. 经常坐着不动的工作人员

如果你从事的工作久坐不动，那么患冠心病的可能性要比那些经常活动的人大。若缺少运动，心脏不强壮者患心脏病的概率要比健康者高出 2 倍。久坐不动，心脏功能会减退，会出现精神压抑、头昏眼花、倦怠乏力等症，也容易出现心肌衰弱，还易患动脉硬化、高血压病、冠心病等心血管疾病。久坐的人，不要连续工作 8 小时以上，应每隔 2 小时休息一次，以避免发生以上疾病。

2. 过于肥胖者

体重超重也是患冠心病的一个危险因素，体重超重大于20％的人其心脏病发作的可能性比体重标准的人高 3 倍。

标准体重计算公式：标准体重＝身高－105（kg）

如果你的体重超出标准体重的 20％，为了身体的健康，就要开始减肥了！

3. 吸烟的人

冠心病的病死率与吸烟量成正比，吸烟对心血管的影响仅次于高脂血症、高血压病，成为影响冠心病的第三大危险因素。常吸烟的人发生心肌梗死的概率比不吸烟的人大1.5～3倍，吸烟的人比不吸烟的人患冠心病的概率大 2～3倍，对年轻女性的影响更为严重。

4. 暴饮暴食的人

常进食较高热量的饮食、较多的动物脂肪及胆固醇者易患本病。同时食量大的人也易患本病。

5. 糖尿病患者

随着生活水平的提高，患糖尿病的人越来越多。如果患者患有糖尿病，将会增加其患冠心病的概率。尤其是女性糖尿病患者，其患冠心病的概率是健康人的 5 倍，男性则是 2 倍。糖尿病合并冠心病多见于 40 岁以上的人，而糖尿病患者如果病史超过 10 年，冠心病的发病率会明显增高。因此，40 岁以上的糖尿病患者，应尤其注意预防冠心病。糖尿病患者应定期检测血糖、尿糖，进行积极的治疗。除此之外，还应定期测血压、心电图等，以便及早发现并治疗冠心病。

6. 高脂血症患者

脂肪摄入过多或者遗传因素都会造成高血脂，这也是患心脏病的一个诱因。血胆固醇量每 100 毫升最好低于 200 毫克（5.2 毫摩尔/升）。因为其含量越高，患冠心病的概率就越高。

7. 高血压患者

高血压患者患冠心病的概率是血压正常者的 4 倍，可见血压升高也是心脏病发病的一个诱因，因为高血压意味着心脏需加倍工作，这样心脏病发作的概率就会相应地增加。

专家提示

以上这七类人都是冠心病的高危人群，但有的冠心病患者不止被一个危险因素侵袭，而是由多个危险因素造成的。比如，只抽烟可能危险性低一些，但是又抽烟又喜欢吃肉两个因素叠加的话，危险性就成倍增长。这些都是高危因素，一定要引起大家的注意。

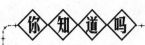

女性多次流产易患心脏病

据相关资料显示，多次流产的女性比没有流过产的女性容易患上心脏病，流产 1 次以上者因心脏病发作而入院治疗的概率达 50%。流产 1 次以上者其患心脏病的概率会比没流产者增加 50％，流产 3 次以上者患心脏病的概率是没流产者的 2 倍。流产给女性的身体造成了很大的危害，所以流产之后适当地进行补养是完全必要的，而补养的程度、持续的时间，应视流产者的体质、失血量而定。

警惕隐性冠心病

隐性冠心病没有任何明显症状，所以患者即使患了冠心病，身体上也不会产生明显的心绞痛。这种情况多发生在老年患者中，由于发病者没有自觉症状，就没有进行积极的治疗，也不太注重合理的生活方式。更有甚者，患了心肌梗死仍不知道，这样非常容易导致猝死。

实际上，隐性冠心病并非是无症状，而是忽视了与冠心病有关的症状，或症状不典型而已。隐性冠心病常见的症状主要有：

1. 异位疼痛

这种疼痛多因情绪激动、疲劳等原因诱发，多发生于左前臂、上腹部或牙床，也有可能发生在咽喉、手指或腕部、颈项部、背部，是隐性冠心病症状的重要表现形式。因疼痛部位离心脏比较远，所以容易被忽视。这种疼痛服一般止痛药无效，但服硝酸甘油之类药物多可缓解。

2.呼吸困难

这种症状发生在劳累甚至安静休息的时候，甚至在夜间也会出现阵发性呼吸困难。主要表现为呼吸急促、呼吸延长，甚至喘不过气来，有时候稍微休息一下可能会有所缓解，但过后又会出现同样的症状。

3.胃部不适

胃部会感到莫名其妙的恶心、呕吐感，并且食欲下降，还不断地打嗝，在大便后有所缓解，但大多不能完全消失。

4.疲倦乏力

患者在患了其他类型冠心病的时候也会表现为疲倦乏力，但是那种疲倦乏力多是有原因的。患有隐性冠心病的患者却多表现为无任何原因可解释的疲劳，还常有心悸、出冷汗、血压降低、失眠等症状，较为严重的时候，甚至连伸直腰这么简单的动作做起来都很困难。

5.其他表现

隐性冠心病发作之前，身体也会有所异样，比如会出现难以形容的胸闷、头晕、烦躁不安，突然出现意识不清或短暂丧失意识等，甚至突然发生休克。

若出现以上这些症状千万不能忽视，它可能是隐性冠心病的早期症状。如身体出现异常，必须马上到医院做心电图检查，以免贻误诊断，错失救治时机。

专家提示

患者要高度警惕隐性冠心病，应重视与冠心病有关的症状，身体出现异样时，应立即去医院就诊。

发生冠心病的红色信号

虽然冠心病在发病前总会有些症状，但如果我们平时能加以注意的话，就不会遭受冠心病所带来的痛苦。

在生活中，如果你曾经出现过以下症状，应该警惕是否是冠心病的征兆。

（1）劳累或精神紧张时出现胸骨后或心前区闷痛，或紧缩样疼痛，并向左肩、左颈、左上臂放射，持续 3～5 分钟，休息后可自行缓解；还有一部分人经常左肩疼痛，经过治疗，疗效不明显，这些人应当进一步做心电图检查。老年人更应该注意，因为这类症状往往容易被误诊为肩周炎。

（2）活动时出现胸闷、心悸、气短、疲劳等症状，休息后可自行缓解。

（3）出现与运动有关的头痛、牙痛、腿痛等。

（4）有一部分人在进行性生活时会感到气急、胸闷、心悸，甚至胸痛；有些人入睡时会因枕头低而感到胸闷憋气，要抬高枕头方感到舒适；有些人在睡眠时因噩梦突然惊醒，感到心悸、胸闷、呼吸困难，坐起后才慢慢恢复。

（5）用力排便时出现心慌、胸闷、气急或胸痛不适。听到周围的锣鼓声或其他噪声，亦可引起心慌、胸闷。

（6）用手扪自己的脉搏，若发现脉搏跳动时快时慢，或有间歇不规律，或出现不明原因的心跳过速或过缓都要引起注意，这些往往都是冠心病的早期症状。

（7）平时看似身体健康，但在体力劳动时出现胸骨后剧烈疼痛，持续半小时不能缓解者，要怀疑是否因冠脉阻塞而导致了急性心肌梗死，应速去医院就诊。

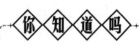

心脏异常时会有自觉症状，若能准确察觉这些危险信号并采取相应的措施，即使病情很重，多数也可以恢复健康。

你知道吗

耳折症、内耳症状有时也是冠心病的早期信号

耳折症指的就是从耳朵底部的凹处至整个耳垂，有一条连贯明显的皱纹折痕。如果这条皱纹折痕非常明显的话，那预示着你已经患了耳折症。45岁以上患有耳折症的人，80％都患有冠心病。因为耳垂的血管很细，血液供应不丰富，耳折症反映了动脉粥样硬化的程度。如果皱纹折痕浅显的话，那就表示心脏很健康；如果皱纹折痕深刻，同时伴有胸闷、心悸、心前区疼痛等症状时，则应高度警惕患冠心病的可能，及时到医院就诊。通常情况下，耳折症在40岁以上

的中老年人群中比较多见。

内耳症状发生时会出现耳鸣、听力减退或耳聋、眩晕等症状。但是这些症状一般不被人重视，其实这些症状也是冠心病的表现，大部分人在发生内耳症状之后 6～12 个月就会出现冠心病。所以，千万不要小瞧内耳症状的发生，尤其是中老年人，如果出现听力逐渐减退、发作性的耳鸣或眩晕等症状时，应引起高度重视。

心绞痛发作时的主要表现

心绞痛是冠心病的一种类型，一般多见于中老年患者。心绞痛发作时，疼痛的典型部位是在前胸正中的胸骨后，而不是在胸部表面，范围如拳头或本人手掌大小。如果严重的话，有时范围会波及左肩背、左臂内侧和左手小指侧，还有可能向颈咽部，甚至面颊部放射，引起相应部位不适或疼痛，不过这种情况极少出现。一般而言，患者在一定时期内每次发作的疼痛部位是相对固定的。如果疼痛部位改变或范围扩大常提示病情进展，应及时去医院就诊。

心绞痛常常由于情绪过于激动或者体力劳动过多所致。当然，寒冷、心跳过快等也可诱发心绞痛。这种病在发作时，胸痛常为压迫性、紧缩样或压榨性，伴有发闷甚至窒息感，也可呈烧灼样，但不尖锐，不像针刺或刀割样痛。疼痛时常伴濒死的恐惧感。发病时患者不得不停止活动，直至症状有所缓解。患者伴贫血时心肌缺血、缺氧更加明显，尤易发生心绞痛。

　　一般的心绞痛发作持续时间为每次 3～5 分钟，很少会超过 15 分钟，大于 30 分钟的胸痛发作很少为心绞痛，而应注意有无心肌梗死的可能，或根本就不是冠心病所致的胸痛。心绞痛的发作频率每人也各不相同，有的数日甚至数月发作 1 次，有的一日发作数次。

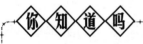

　　典型的心绞痛发作容易被确诊，但是不典型的发作却容易被误诊，应注意观察。此外，并不是有胸痛就意味着有心脏病了，这需要患者明辨。

你知道吗

心绞痛的急救措施

　　当心绞痛发作时，患者一般都选择服用特效药硝酸甘油。很多心脏病患者外出时都随身携带此药，但有时会不小心将药片弄碎，或放在衣袋弄湿，这样药物就不能用了。有时胸痛是第一次发生，当时即使考虑到是心绞痛，手头也不会有硝酸甘油。如果发生上述意外时，可将两手放入热水中，热水以不烫手为限。

这是由于血管在受热的时候能扩张，手受到温暖的刺激就会引起全身的血管扩张，从而使心脏的血液供应暂时得到保证。

诱发急性心肌梗死的常见因素

心肌梗死患者在发病的前几天，或者更长时间，可能会明显感到乏力，活动时也会有气急、心悸、烦躁、心绞痛等前驱症状。心肌梗死发作后会感到胃部极不舒服，可有呕吐、恶心的症状，疼痛发作后的 24～48 小时会出现发热、心跳过速或过缓等现象，体温一般在 38℃左右。时间可持续 1 周左右，严重者血压会下降，并伴有烦躁不安、面色苍白、皮肤湿冷等心功能不全及严重心律失常等症状。急性心肌梗死是一种可怕的疾病，那它的诱发因素有哪些呢？

（1）过度劳累可加重心脏负担，使心肌耗氧量猛增。冠心病患者的冠状动脉因发生粥样硬化而导致管腔狭窄，不能充分扩张以增加心肌灌注，便造成心肌急性缺血，严重时可促发急性心肌梗死。

（2）冠心病患者精神紧张、情绪激动时，可引起交感神经兴奋，儿茶酚胺分泌增多，使冠状动脉痉挛，心肌供血减少，这样会引发心绞痛甚至心肌梗死。据报道，美国平均每10 场球赛，就有 8 名观众发生急性心肌梗死。

（3）饱餐、大量饮酒、进食大量脂肪物质等均有诱发急性心肌梗死的危险，尤其多见于老年患者。因为进食高热量、高脂肪餐后可使血脂浓度突然升高，血液黏稠度增加，进而引起局部血流缓慢，促使血栓形成而导致急性心肌梗死。

（4）在老年人中，因排便用力、屏气而导致心肌梗死者并非少见。所以，有冠心病的老年人应注意养成定时排便的习惯，必要时可采取一些润肠通便的措施，以防止用力排便而导致心肌梗死的发生。

（5）大出血、大手术、休克、严重心律失常等均有可能引起粥样硬化斑块破裂、血栓形成而导致持续的心肌缺血，促发心肌梗死。

（6）寒冷刺激，特别是迎冷风疾走，易引起人们交感神经兴奋。一方面可使血压升高，心率加快，体循环血管收缩，外周阻力增加，心肌耗氧量增多；另一方面可使血管收缩，减少心肌供血量，促使心肌缺血，严重而持久的缺血可致心肌坏死。

（7）水分摄入不足，可造成血液黏稠度增加，容易形成血栓，进而导致冠状动脉堵塞。

专家提示

急性心肌梗死的后果就是容易引起突然死亡，所以必须引起冠心病患者的高度重视。

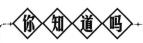

心绞痛与心肌梗死的区别

		心绞痛	心肌梗死
胸痛	发生部位	前胸部	前胸部
	疼痛方式	压榨感	压榨感严重
	持续时间	多为数分钟	多为十几分钟以上
	发生方法	多在劳累时发作	心绞痛控制未果
	舌下含服硝酸甘油	有效果	多无效果
并发症		致死性心律失常	致死性心律失常 心功能不全 心源性休克
原　因		心肌缺血	心肌坏死
心电图变化		有（一过性）	有（持续性）
血液中的心肌酶等异常		无	有（MB-CK、cTnT）

急性心肌梗死症状大点兵

急性心肌梗死的症状表现差异很大，有 1/3 的患者未到医院就诊就已死亡，多为突发急骤，极为严重；有 1/4～1/3 的患者无明显症状，未到医院就诊；有 1/3～1/2 的患者入院诊治。以下列出急性心肌梗死的各种症状，有助于患者辨别病症，以防患于未然。

1. 疼痛

有 2/3 的急性心肌梗死都有疼痛的症状，并且这种疼痛发作长久而剧烈，疼痛部位主要为胸骨后、心前区等，但有些患者胸痛会波及上腹部，这种症状易被误诊为胃痛。还有些患者有阵发性呼吸困难、喘息性呼吸，两肺有支气管哮鸣音，易被误诊为支气管喘息。

2. 突然晕厥

部分患者还会出现突然晕厥的症状，多发生于起病 30 分钟内。

3. 猝死

发病即为心室颤动，表现为猝死。

4. 休克

脸色苍白、身体发虚，如从坐位滑下、立位摔倒，极端严重者随即死亡。程度稍轻者，出冷汗、头晕、肢体湿冷，脸色苍白或灰色发绀，脉搏细弱，尿少或无尿。

专家提示

急性心肌梗死发病的起始症状不尽相同，但最常见的为疼痛。疼痛感对疾病的及时诊治，具有重要的意义。

心律失常的危害

心律可因某种原因发生节律紊乱。心律不齐有多种，引起的症状也有多种。

心脏的节律一瞬间受挫，可导致节律紊乱，称之为期外收缩。其节律即使只有一次紊乱，瞬间也会感到胸闷，敏感的人会感到心律的异动。期外收缩多的人会感到心脏连跳几下，触摸手腕就可察觉脉搏紊乱。期外收缩时，血液不能充分射出，对心脏这个泵来说，属于无效收缩。

心脏一天跳动约 10 万次以上，工作量大，偶尔出现期外收缩不是太大问题。有的人一天甚至可出现数千次的期外收缩，也没什么太大的不良影响。

当心脏出现绝对心律不齐、脉搏完全混乱，强弱不等、快慢不一时，其可转为阵发性或是慢性持续性房颤。

房颤，像字面意义一样，指心房细小的颤动状态。本来心房如同一个袋子一样，进行规律的收缩运动；但房颤时，失去了协调一致的行动，心房壁的心肌细胞处于反复散乱的收缩状态中，心房就失去了辅助泵的功能。

房颤时，从整体来看，心脏功能约损失 20%。通常发生房颤时，心率不仅不规则，而且速度会变快。心率很快时，还会产生心悸。快速心率状态若持续数小时，心脏泵功能就会出现障碍，常出现心功能不全的症状。

心跳突然过速又可很快中止的，为发作性室上性心动过速。健康人心脏的电冲动命令从窦房结发出，每一拍都传到末端的心肌细胞，然后再消失。在发作性室上性心动过速时，这种电冲动却在心脏的传导系统内反复回旋、反复刺激，产生许多不必要的、混乱的快速节律，进而使心脏发生接连不断的收缩。好像切换了电回路开关一样，心率突然变快，有时在数十秒后停止，有时持续数小时至数十小时，严重时可导致心功能不全。

室上性心动过速如果心率极快，心脏不能充分扩张，会导致血液输送差，血压下降，症状严重时，甚至立即倒地身亡。

有些疾病可导致心率变慢。房室传导阻滞时，刺激传导系统阻断，命令中枢窦房结发出的信号不能传到心室。心室具有自动功能，若接不到命令时，便会开始自身节律的收缩运动。通常情况下，心率每分钟要减少 20～30 次，无法维持充足的血液循环而供血不足会导致眩晕、昏厥发作，亦可使患者出现疲惫、易疲劳的症状。

窦房结功能不全综合征是指窦房结功能低下，有时不能发出命令，会出现心脏停止数秒至十几秒，可突然丧失意识而摔倒在地，是十分危险的心律失常。致死性心律失常是重症心脏病，如快速室性心动过速、心室扑动、心室纤颤、心脏骤停等，常可夺人性命。发作时如数分钟内不做相应的处理，会有生命危险。如果出现以上症状要及时处理，不能等待。

专家提示

你也许听到过某位朋友病情刚有所好转却又疾病发作，

最终导致救治无效而身亡的事情吧。致死性心律失常不会无缘无故地发生，因此无须过分担心。但对心脏病患者来说，做好相应的防范是必要的。

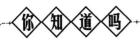

脉搏的数法

用右手食指、中指和无名指 3 根手指放到左手的手腕最左侧，与手的分界线的距离约为 3 厘米，这时便摸到脉搏了。

健康人的脉搏数

年龄期	脉搏数（每分钟）
新生儿	130～150
婴　儿	110～130
幼　儿	80～115
少　年	70～90
成　人	50～70

先天性心脏病的凶手

患先天性心脏病的婴儿越来越多，这给家庭带来了巨大的痛苦和压力。如何能避免心脏病的发生呢？可致胎儿心脏发育畸形的高危因素有以下六种：

1. 病毒感染

为什么有的孩子一出生就患有先天性心脏病呢？归根到底在于母亲在怀孕时受到了病毒的感染，特别是在怀孕3～8周的时候，胎儿受感染后容易发生心脏血管畸形。其中风疹病毒是引发先天性心脏病的主谋，而流感、流行性腮腺炎、疱疹病毒等也往往是先天性心脏病的凶手。

2. 辐射过度

有的女性在怀孕的时候受到放射性物质如X线、同位素等过量照射，也可使婴儿先天性心脏病发病率上升。

3. 不良嗜好

有的孕妇喜欢吸烟，吸烟对婴儿的健康极其不利。吸烟母亲所生的婴儿心脏病的发病率是不吸烟母亲所生婴儿的2倍。即使妻子不吸烟，但是丈夫吸烟，也很容易使妻子受到烟的熏害，致使胎儿的发病率上升。还有的孕妇是酒后同房受孕，这种情况下生出来的孩子大多伴有心脏血管异常。

4. 家族遗传史

如果父母中有一方患有先天性心脏病，则生出来的孩子患病的概率非常大。如果母亲患有先天性心脏病，则第二代患病的概率为10%。兄弟姐妹同时患先心病、父母与子女同时患先心病的情况颇为多见，而且其疾病性质甚为近似。若母亲所生的第一胎患有先心病，第二胎患病的概率为2%左右；若连续两胎皆为先天性心脏病者，再生先天性心脏病儿的概率会增至10%。

5. 药物影响

孕妇在妊娠早期接触致畸药物，如锂、苯妥英钠或类固醇等，都可导致胎儿先天性心脏病的患病率达到 2%。

6. 糖尿病

如果孕妇患有糖尿病，则胎儿患先天性心脏病的概率为 2%；若孕妇的病情在早期能够得到控制，则胎儿患病的概率也会随之下降。

专家提示

先天性心脏病的致病因素有很多，大多数与其母亲的自身遗传或者怀孕期间不当的生活方式有关。所以，女性在怀孕时，到医院对胎儿做心脏扫描是必要的，以检测胎儿是否患有心脏畸形。

对心脏病认识的七个误区

如今，有很多人对心脏病的认识容易走入误区和极端，有的是因为过度紧张，结果造成"心理病"；有的是对病情毫不知情，导致心脏病治疗被延误。一般人对心脏病的认识容易走入以下七个误区：

1. 吃素就不会患心脏病

长期以来，很多人为了预防心脏病而拒绝吃高脂肪的肉类食品，只以素食代替，其实这种做法是不对的。如果一个人长期只吃蔬菜、水果这类低脂肪食品，会导致糖类的摄入量过高，人体不得不分泌更多的胰岛素来消化糖类，从而会引起人体内一连串的变化，如导致高密度脂蛋白等对人体有益的物质的含量降低，甘油三酯等对人体有害的物质的含量升高。这些变化均会损害血管，其结果与患有高脂血症一样，都会引发心脏病。所以说，这种只吃素而不吃肉的饮食方案是不合理的，只有在饮食中遵循荤素菜搭配、粗细粮结合的原则，才能更有效地预防心脏病。

2. 年轻人不用预防心脏病

许多年轻人一直认为预防心脏病是中老年人的事，年轻人身强力壮，根本不用预防心脏病。的确，许多心脏病如心绞痛、心肌梗死都发生在中老年人的身上，但是如果追根溯源的话，许多心脏病患者在儿童或青少年时期就已经有了某些心脏病的早期病理改变。例如，许多心脏病患者在儿童时期其动脉血管上会出现一些脂质条纹，这些脂质条纹就是日后形成动脉粥样硬化斑块的基础。也就是说，动脉粥样硬化在儿童或者青年时期已经开始发生病变了，只是那时候人们都没有注意而已。所以，年轻人也应及时地做好心脏病的预防工作。

3. 只有胖人才会患心脏病，瘦人不会患

我们知道过于肥胖的人容易患心脏病，那是不是瘦的人就不容易患心脏病呢？当然不是。许多人为了预防心脏病而进行减肥，使得体重急剧下降，最后导致体重低于标准体重，身体越来越虚弱，这种以过度减肥来预防心脏病的方式是不正确的。能够引发心脏病的因素有很多，如人体内半胱氨酸过多、情绪长期抑郁或紧张、不爱运动等，这些因素与人的体形关系不大。另外，人体内的胆固醇只有三成从食物中摄取，七成则由肝脏制造，而肝脏所制造的胆固醇绝大部分为低密度脂蛋白（俗称坏胆固醇）。当低密度脂蛋白积聚在血管内便会形成动脉粥样硬化，长期下去会引发中风、心绞痛及心肌梗死等致命疾病。可见，瘦人也应注意心脏病的危险因素，预防心脏病。

4. 心脏病检查只做心电图

有的心脏病患者单做普通心电图，往往不会发现什么异常，所以说只做心电图不能准确地反映患者的病情，因此，患者除了做心电图之外，还可以在医生的建议下做一下其他方面的检查（如活动平板试验等）。

5. 胸痛就是心脏病

常有人怀疑自己胸痛就是患了心脏病，到医院做检查时却一切正常。胸痛并不一定是心脏病，像带状疱疹、食管反流和消化性溃疡等都会引起胸痛。

6. 心梗患者要少运动

有些心肌梗死患者怕病情继续恶化或再次发作，就不敢运动，这是一种错误的认识。适度运动可提高患者外周肌肉的代偿能力，有助于控制其他危险因素，改善患者的生活质量。一般心肌梗死患者病情稳定后，根据病情可以逐渐采取有氧运动，比如步行、慢跑、骑单车、游泳等，一周 3～5 次，每次半小时左右。具体做什么运动，做多长时间，都要征求医生的建议，不可自作主张。

7. 速效丸代替硝酸甘油

硝酸甘油是心绞痛患者发作时的急救药，它的作用是其他任何药物不能代替的。但是有些人一感到胸口痛，就用速效丸代替硝酸甘油，而且也会立即感觉症状有所缓解。其实这些患者可能没有患上心绞痛，这种情况下应及时到医院进行诊断，以免因误吃药而耽误了治疗时机。

专家提示

如果以前对心脏病有认识上的误区，那么，从现在开始一定要重新认识心脏病，以免耽误心脏病的最佳治疗时机，最终造成不堪的后果。

第 2 章

心脏的保健，从预防开始

全世界1/3人口的死亡是由心脏病引起的，而心脏病的发病原因除遗传因素外，大多是由平日的不良生活方式引起的，可见心脏病是完全可以预防的。只有采取有效的预防手段，才能真正防止心脏病的发生。

还身体以健康，从预防心脏病开始！

健康测试

自己检查心脏

用触诊法确定自己心脏的位置和大小。对着镜子可以看到在左乳房之下附近的皮肤在搏动，用手触摸一下也会感觉到，这是心脏的最前部，叫做心尖。

如果心脏大小正常，心尖应位于左第五肋间、锁骨中线内侧 0.5～1 厘米处。检查心脏时应取仰卧位。

预防冠心病应从何时开始

有人认为冠心病是老年人的病，年轻人是不会患这种病的。殊不知，这是一种错误的认识，因为冠心病的病因是动脉粥样硬化，但这一发展过程始于儿童时期，经过童年期、青年期，到了老年期，冠心病就会表现出明显的症状，到了晚年表现的症状更为明显。所以说，预防冠心病的最佳时期，应是在儿童时期，可主要从以下几方面加以预防：

1. 合理膳食，避免肥胖

随着物质生活水平的提高，人们的饮食越来越讲究，而肥胖也随之而来。尤其是有些孩子喜欢吃高热量食物，导致体重日渐增长甚至发展成肥胖。肥胖给人身体带来的疾病很多，尤其是使冠心病的发病率增高了。所以，我们应该从小就注意饮食，在供给足够的蛋白质、维生素、矿物质、纤维素及所需热量的基础上，避免摄入过多的脂肪和甜食。

2. 经常锻炼，增强体质

有人从小就没有运动的习惯，最后体质越来越差，虽然年轻的时候没有明显的不适症状，可是老了之后，身体的各种不适就显现出来了。所以说，要养成喜欢运动、天天锻炼的好习惯，这样不仅可以增加能量的消耗，调整身体的能量平衡，防止肥胖，而且可以促进心血管功能，降低血管的紧张度，使冠状动脉扩张，高血压下降，这些对预防冠心病都十分有利。

3. 预防高血压的发生

高血压是诱发冠心病的重要因素，高血压和冠心病的关系是因果关系，所以在儿童时期就应注意预防高血压。对有些人来说，这种做法听起来可能有些荒谬，孩子怎么会患上高血压呢，但这的确是事实。所以，应定期测量血压，如果发现有高血压症状，应该注意增加体力活动，改善膳食结构，减少食盐摄入量，增加钙摄入量等，保持良好的日常生活习惯。

专家提示

预防心脏病越早越好，不要等到诱发了心脏病再去治疗，那时就为时已晚！

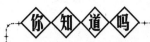

及时清理大肠垃圾可保心脏健康

大肠犹如一个"垃圾箱"，若不及时清理，"垃圾"就会越积越多，长此下去，就会产生毒素，变成慢性病的"工厂"，引起各种疾病，包括心脏病。

出现阳痿和少白头要警惕冠心病的降临

人到了30岁以后身体就开始走下坡路，尤其是男性到了四五十岁以后，身体日渐下降的表现之一就是出现阳痿现象。有的男性对自己的阳痿从来不当回事，认为是上了年纪的表现。实则不然，如果50岁以上的男性出现阳痿，则有可能是心脏病发病前的预兆。而且，在50岁以上的阳痿男性中，几乎半数存在阴茎血流异常，其发病的主要原因是供应阴茎血流的动脉血管发生了粥样硬化。因此，有些阳痿是发生冠心病的预兆，四五十岁的男性一定要提高警惕！

有的人天生就是少白头，可能是遗传的原因，另外，据医学研究发现，白发与冠心病有着相当密切的关系，少白头可能是易患冠心病的一种因素。

人的身体如果缺乏微量元素铜和锌，表现的主要症状就是毛发黑色素生长会受到抑制，这种情况的出现，与冠心病有很大的关系。因此，有少白头的人应及时到医院检查。另外，饮食上应多吃富含微量元素铜的物质，如虾类、甲鱼、豆类、玉米及菠菜等，还要注意在生活中避免诱发冠心病的因素，如吸烟、肥胖和心理过度紧张等。

专家提示

有的人对日常生活中出现的一些症状根本不在意，殊不知，这些小症状可能就是诱发心脏病的危险因素。

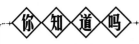

心脏病猝发的致命程度与发作时间有关

在夜晚或休息日猝发心脏病的患者死亡率更高。

一项调查结果显示，工作日猝发心脏病的患者中，24 小时的存活率为 35.4％，可存活至出院的比例是 19.8％。而在晚上 11 时至早晨 7 时心跳骤停的患者，这两个数字分别是 28.9％和 14.7％。如果患者在周末猝发心脏病，存活至出院者的比例是 14.6％。

造成这种差异的原因是医院在周末和夜晚人手较少、应急措施较弱，影响对患者及时采取心脏复苏术。

预防冠心病十个注意事项

（1）养成不吸烟的习惯。

（2）只食用少量的牛油、奶油及油腻食物。

（3）减少肉类的食用量，除去肉上的脂肪，吃烧煮的肉，不要吃油炒的肉。

（4）每天最多只吃 3 个鸡蛋。

（5）吃大量水果及蔬菜，但饮食要维持平衡均匀。

（6）减少盐的摄入量。如果盐的摄入量过多，对人的身体极其不利，会诱发各种各样的疾病。降低盐的摄入量，不仅可以降低血压，还会减少冠状动脉病的发病率。

（7）经常运动。如果坚持每周做两三次剧烈运动，可减少患心脏疾病的概率。但是不能突然地做剧烈运动，这样会很危险，必须采取循序渐进的方式来运动。

（8）要保持快乐的心情，能承受各种精神压力。例如，可以培养兴趣爱好或通过运动来放松日常生活中的紧张情绪等。

（9）控制高血压、高胆固醇血症和糖尿病。

（10）定期检查身体并按照医生的指示去做。

专家提示

从生活中的点点滴滴做起，保护好你的心脏！

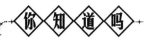

彻夜打麻将等于"自杀"

心脏不好的人不要沾赌博的边。赌博时输赢不定，心潮起伏不定，情绪波动极大，这都会加重心脏负担。对心脏最不好的赌博活动就是打麻将。打麻将都是四个人玩，所以无法中途离开，另外有许多人喜欢边打麻将边吸烟边喝咖啡，这样不知不觉中吸烟和喝咖啡的量就比平日多了许多。即使自己不吸烟，如果周围人吸烟，也会将烟雾吸到自己身体里。特别是彻夜打麻将的人，由于整宿不睡觉，身体疲劳及由赌博造成的巨大精神压力，再加上空气污浊都会使心脏负担加重，可能第二天就会使心绞痛发作。所以，打麻将特别是彻夜打麻将，对于心脏病患者来说，除了是"自杀行为"之外不会有什么别的意义。

起床后检查脸部有无水肿

通常水肿是由身体细胞或组织之间或者细胞自身产生多余的水分引起的。细小的血管内侧压力变大，血液中的水分自血管中渗出；或者是血液中蛋白质的量减少，以致血液中的水分容易向血管外渗出。除此之外，还有细胞水肿，水分的吸收力因此变强等情况，都与水肿的发生有关。

脸部或脚部水肿时，只要用手按压水肿部位的皮肤，便会下陷不起。较严重时还会全身水肿，有时甚至会有胸部或腹部积水的情形出现。

因为重力的影响，早晨起床后，脸部若有水肿将会更加明显。到了傍晚，脸部的水肿会渐渐改善，此时脚部的水肿将更明显。尿量增加、体重急速增加 2～3 千克、脸部及手脚部有发肿情形时，可断定为身体已有水肿现象。

水肿的原因分为许多种。一般而言，因心脏或肾脏方面的疾病而引起的情况较多，大概占病例的一半。

因心脏病而引起的水肿现象发生时，表示已出现心力衰竭（心脏的泵功能衰退）的体征。一旦有心力衰竭的现象时，尿量将减少，体内积水，循环血液将增加。如此一来血液的浓度会变稀，而且血管内的水分将会因静脉的压力变大而自血管渗出、瘀积在皮下组织，进而导致水肿现象发生。同时，心悸及呼吸困难等也会使心脏出现压迫感及气喘之类的症状。有时还常伴有咳嗽、痰多的现象。

因心脏病而引起的水肿到了明显可见的程度时，表示病情已经发展到相当严重的阶段。此时最重要的莫过于接受医师的检查及适当治疗。

一般的治疗方法是安静休养与饮食疗法并用。进行饮食疗法时，尤其需注意水分及盐分的摄取。水分的摄入量最好控制在比前日所排的尿量至少多出约 500 毫升。尽量多摄取蛋白质，少摄取糖分，最好在医师的指导下进行。

专家提示

另外，为了消除水肿而马上使用利尿剂是非常危险的做法，一定要避免。

避免因赶时髦而少穿衣物

我们的身体虽然具备了保持体温的组织及构造，但是这样的功能也有它的极限。因此，人们会借穿着的衣物来适应外界的温度变化。

随着夏天有空调、冬天有暖气情况的普及，人们穿衣服多少的基准也随着冷、暖气而不断改变。但是人们长时间在室内，一走到室外，和室内温差太大时，身体容易产生疲倦感。当这种疲倦感加倍时，也就是身体感到不适的开始。因此，在湿度高的地方，无论冬夏，内衣最好选择棉质等吸湿性较高的质料。除此之外，在温度调节上，可以通过在空调房间内夏天加穿薄外衫、冬天脱去大衣等来进行控制。尤其是外衣穿脱之时更要谨慎。

寒冷对患有心绞痛及心肌梗死的心脏病患者而言是一大忌讳，这早已成为最基本的常识。

遇上突来的剧寒，末梢的血管便会突然收缩。以河川为例作说明的话，就好像相同的水量，若河川的幅度变狭窄，两岸的侵蚀就会变得明显，河川的流动也会变得湍急，护堤工程一旦有了缺陷，只要大雨一来，数秒之间就很可能发生悲剧。

相同的现象也会发生在血管和心脏中。血管一旦突然收缩，对心脏的抵抗力也跟着强化。然而血液的量却是无法改变的（维持生命的氧气及营养素的供给量是绝对不会减少的），为了对抗这个抵抗力，心脏就需要拼命地将血液输送出去。如果心脏和血管都很健康，当然不会有任何问题；但如果任何一方有衰退现象时，情况就不那么乐观了。

尤其是冠状动脉粥样硬化的人处在上述情况下时，很容易引发心绞痛，进而对生命造成威胁。因此患有心脏病的人，冬季最好不要出门，如果一定要出门就要穿着保温效果好的衣物。

专家提示

一味地加穿衣物也不好。多穿衣物时，身体相应地变得笨重，也会对心脏造成负担。尤其是穿着厚重的衣物跑来跑去、快步行走时，更容易增加心脏的负担。这种情况下，患有冠心病的人非常容易诱发心绞痛。因此也应避免因为寒冷而一味地加穿厚重的衣物。

冬天洗脸和排便时注意血压上升

一般情况下，人到了寒冷的地方便会起鸡皮疙瘩。这是为了不使体温散失，毛孔自动关闭、血液向体内集中的缘故，这个时候的血压当然是上升的。在这种状况之下，患有心脏病的人，因为一时无法应付而诱发心脏病。

希望大家注意的是，在冬天特别寒冷的日子里，一定要避免突然性地使用冷水、长时间蹲坐在冰冷的厕所内或突然让身体处在寒冷环境等状况。若此时预防不当，很多患者会因突发性的血压上升而引发心绞痛。病例报道中常有人在厕所晕倒不起甚至死亡的。若一旦晕倒在洗手间，需尽快做急救工作、联络救护车、用担架将患者送进医院等。冬季对血压升高做好预防工作非常重要，为了避免身体受到寒冷刺激，洗脸、洗手时应尽量使用温水。

专家提示

使用便器时，最好在便器上铺上一层可保温的垫子。若洗手间无暖气设备，则要尽量避免长时间呆在洗手间，因为很容易使自律神经失去规律。

排便时憋力容易诱发心脏病

有人说便秘是万病之源。其实，便秘对心绞痛、心肌梗死等心脏病患者就是一大要敌。

血压容易因排便时的憋力而上升，引发心绞痛，使患者晕倒在厕所内。这种例子在日常生活中常常有所耳闻。即使是一般正常的人，在排便憋力时，血压也会上升到 200 毫米汞柱左右。

此外，便秘时肠内气体会有异常现象发生，时常会出现腹部膨胀。如此一来，横膈膜便被往上顶，进而压迫到心脏，导致心悸、心律不齐发生，有时候还会引发心绞痛。

因此，心脏病患者一定要避免便秘。首先，最重要的就是排便习惯。其次，注意饮食内容。最后，有规律的生活也是非常重要的。尤其是睡眠不足时最容易引起便秘，应当避免。

专家提示

容易便秘的人，除了在医师指导下服用适量的泻药外，应尽量避免排便时憋力。

坐办公室的人容易患心脏病

心脏病分为许多种。一般而言，脑力劳动者较体力劳动者容易患心脏病，尤其易患因冠状动脉疾病引起的心绞痛或心肌梗死。有代表性的职业是公司职员、管理者、医师、律师、大学教授等。据报道，经常运动的人很少患心脏病。可以说，运动量不足是患心脏病的一大要因。

适量的运动，尤其是步行，可以防止动脉硬化，抑制血压上升。最近的一个研究报道发现，运动可以增加良性胆固醇（HDL）的含量，并且有助于血液的循环。随着运动而上升的 HDL，对于动脉硬化的预防有相当好的疗效。所以，伏案久坐、以车代步的生活对健康是非常不利的。

另外，运动量不足，热量的消耗也就相应减少，不仅能引起肥胖，还增加了心脏病发作概率。所以，尽可能地多运动才是最重要的。

1. 上班前的简易体操

建议大家在上班之前，活动一下身体做些简单的体操。现在有许多公司在某些固定时间里让全体人员一起做体操。若是公司没有这些习惯，也可以自己活动肩膀、摇摇头、跳一跳，让血液循环加快，使头脑更清醒。

2. 利用桌子、椅背做伸展体操

坐办公室的人常常会有同一姿势固定不变的倾向。有这种倾向时，肌肉便会产生紧张。为了消除肌肉紧张，不妨利用桌椅，做些简易的体操，活动一下筋骨。

3. 改变气氛，消除疲劳

一般人能集中精神工作的时间在 30～60 分钟，也会因个体的差别而有所不同。不过，基本上只要超过这个界限，工作效率便会下降。一旦发觉工作效率低下，就赶紧放下手上的工作，有意识地活动活动身体，改变一下气氛吧！

4. 舍电梯多利用楼梯

在公司内部走动时，尽量避免使用电梯，而应多利用楼梯。

专家提示

那些从事伏案工作的人，不要一味地坐着，要经常站起来走动走动，以免产生脊椎病、心脏病等各种疾病。

心脏不好的人不适合的职业

心脏不好的人，只要不过度劳累，不从事责任较重的工作，一般还是可以和正常人一样工作的。不过，充分的睡眠和休息是非常重要的。

依据心脏病程度的不同，不同的人都有其适合及不适合从事的职业，千万要注意！

1. 心力衰竭患者

不适合的职业有室外劳动业，如土木工程人员、船员、渔民、农民以及各种职业运动选手。因为这一类以体力劳动为主的职业，只会更加恶化心力衰竭的症状。

2. 心绞痛和心肌梗死的患者

不适合的职业是高度紧张、容易产生压力的职业。譬如飞机、公共汽车和出租车驾驶员之类的工作。患者本人也应尽量避免开车。

专家提示

只要曾经有心肌梗死病史的人，最好更换职业，从事精神方面负担较少的工作。当然，当事人有意识地回避压力也是很重要的。

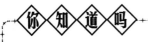

常上夜班的人小心心脏病

常上夜班易引发心脏病，因为控制心脏的神经总是保持着有规律的变化，到了晚上神经活动不像白天那么活跃。米兰大学的菲朗博士说，这好像你在冷天启动汽车一样，引擎还没有预热，就以最快的速度启动。而且，神经活动规律会阻碍人体生物钟随着工作时间的变化而变动。所以，这也是那些倒班工作的人容易患心脏病的原因。

心脏病的诱因之一
——高血压的六大危险信号

由于饮食结构的改变和沉重的工作压力，高血压越来越呈现出年轻化的趋势，但有些人总是不以为然。要知道，如果血压控制不好，随之而来的就是脑卒中和冠心病。因此，掌握高血压的早期信号，将有助于预防冠心病的发生。那么，高血压有哪些早期信号呢？

1. 头痛

头痛是一大危险信号，也是高血压经常出现的症状。多发生在后脑，还伴有恶心、呕吐等症状。诱发头痛的原因有很多，有的是因为过度紧张引发的，有的是高血压本身引起的。如果你经常感到头痛，而且很剧烈，同时又恶心作呕，就可能是向恶性高血压转化的信号。所以，千万别忽视了头痛这个危险信号。

2. 眩晕

如果你感到有眩晕的症状，可能是高血压在作怪。这种症状多易发生在女性患者身上，可能会在她们突然蹲下或起立时发作。尤其是在出去游玩的时候，更要注意防止高血压的发生。

3. 耳鸣

有的人根本不把耳鸣当回事，要知道如果双耳耳鸣且持续时间较长，也是高血压的症状。

4. 心悸、气短

如果感到时有气短的现象出现，那要当心了，可能是诱发了由高血压导致的心脏病。

5. 失眠

经常性的失眠，多表现为入睡困难、早醒、睡眠不踏实、易做噩梦、易惊醒等，这也是高血压的一种症状。

6. 肢体麻木

常见手指不灵活，且会出现麻木感。身体其他部位也可能出现麻木，还可能感觉异常，甚至半身不遂。如果你感觉到手脚麻木的话，一定要到医院做个检查。

专家提示

血压会随着气温的变化出现波动，从而导致头痛的出现。天气变暖往往会使睡眠减少，进而导致精神状态不佳，引发头痛。这时应到医院查明病因，不要单纯依靠止痛药进行治疗，以免延误病情。

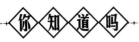

世界卫生组织的血压标准值

通常所说的血压，是指由心脏送出的动脉血压。

世界卫生组织（WHO）将其标准值设定为最大血压（心脏收缩时的血压）139 毫米汞柱以下，最小血压（心脏扩张时的血压）则在 89 毫米汞柱以下。当最大血压超过或达到 140 毫米汞柱、最小血压超过或达到 90 毫米汞柱，称作高血压。

血压因季节的关系，一天之中会产生许多变化，这种现象是非常普遍的。所以，只凭一次测定是无法做出正确判断的。

了解自己的血压是否正常是维护健康的基础。因此，在医师的指导下，在正常的状态下，定期接受血压检查是必要的。

高血压老人冬季洗澡七忌

高血压是诱发心脏病的重要因素之一，而冬天又是发生心脏病的高峰期，每年冬天都会有 10%～20% 的高血压老人在洗澡时发生脑血管意外。其实，意外的发生，并不在于洗澡本身，而在于洗澡的方法不当。因此老人在冬天洗澡时，应注意以下七忌：

1. 空腹洗澡

在洗澡之前，一定要吃点东西。尤其是老年人，因为洗澡本身就是个消耗能量的过程，而老年人糖原储存量较青年时少，容易因血糖过低而发生低血糖性休克。

2. 水温过高

有的人冬天洗澡时喜欢用很热的水，一是因为可防冷，二是因为用热水洗澡可解乏。但是，如果水温过高的话，则会引起心跳骤然加快，血压短时间内升高，但随后会由于全身皮肤血管扩张，使血压骤然降下来。血压快速升降对心脑血管疾病患者来说，都是极其危险的。所以老年人洗澡时，水温最好与人体体温相似。

3. 浴室内外温差太大

浴室外温度太低，而浴室内温度太高，温度的落差，会使血压骤然升高或者降低，进而增加高血压患者发生意外的概率。

4. 在热水中久泡

在热水中久泡，毛细血管会扩张，容易引起大脑暂时性缺血，有时还会出现晕倒现象。所以，泡澡时间最好控制在半小时以内。

5. 饱餐后立即洗澡

如果饭后立即洗澡，气温升高会导致皮肤血管扩张，使得胃肠道中血液减少，从而妨碍食物的消化和吸收。所以在餐后 1 小时后洗澡比较合适。

6. 洗澡过勤

对于老年人来说，如果洗澡过勤，皮肤会因缺乏油脂而变得粗糙、干燥，皮屑增多。所以，老年人在冬季一周洗一次澡即可。

7. 洗澡时间不宜过长

洗澡间一般闷热且不通风，在这种环境中，人的代谢水平较高，极易缺氧、疲劳，老年冠心病患者更是如此。因此，冠心病较严重的患者应在他人帮助下洗澡。

专家提示

此外，有严重高血压病的老人在洗浴前可以预防性地服药，以防洗澡中出现意外。

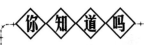

老年人预防心脏病六法

对于心脏病的预防，除了求医问药以外，良好的生活准则也是必不可少的。以下就介绍六条好的生活准则：

（1）了解自己的性格、行为模式，采取乐观的处世态度，保持心情舒畅。

（2）避免精神紧张，消除疲劳，平时可以练气功、打太极拳，以修身养性。

（3）提防心脏病的先兆，当出现失眠、头晕、胃痛等不适时，应引起警惕。

（4）要保证充足的休息时间，不要超负荷工作；即使回家做家务，也应放慢节奏。

（5）平时要与家属、亲友保持联系，建立温馨和谐的生活氛围。遇到不愉快的事情，应多与朋友谈谈心，以宣泄心中的烦恼。

（6）根据自己的兴趣、爱好，利用节假日与家人一起外出旅游，共度美好时光。

如何预防心肌梗死的发生

在日常生活中，有些冠心病患者上了一趟厕所，或者是打牌打得高兴时，突然一头栽下起不来了；有的白天还在正常工作，或睡觉前还是好好的，夜间却突然死去了；有些心肌梗死的患者即将康复出院，却突然死亡。上述情况统称为猝死，为冠心病的临床表现形式之一，多由于冠状动脉急性病变，导致心肌缺血，诱发致死性心律失常，如室颤等。要预防心肌梗死，应在日常生活中注意以下几点：

（1）不搬抬过重的物品。如果搬过重的物品，就必然要弯腰屏气，这和大便时用力屏气是类似的，用力屏气是老年冠心病患者诱发心肌梗死的常见原因。所以，在搬抬过重的物品时，可请别人来帮忙搬一下。

（2）进行适当的体育运动，但要避免过于激烈的体育运动。

（3）注意气候变化。冬季是冠心病的高发期，因为天气寒冷，容易使冠状动脉发生痉挛并继发血栓而引起急性心肌梗死。另外，持续低温、大风、阴雨是急性心肌梗死的诱因之一。所以，在遇到寒流天气时，应注意添衣保暖，以防冠心病发作。

（4）如果你是一名冠心病患者，那么日常生活中的各种保护措施就显得非常重要，同时要了解和识别心肌梗死的先兆症状并给予及时处理。

（5）避免精神高度紧张和过度兴奋。冠心病患者平时不宜打麻将，不宜观看惊险的电影、电视剧和球赛。遇到喜事时，不要过于高兴；遇到伤心事时，不要过度悲伤。

（6）避免情绪过度激动。遇事不要着急，保持心理平衡，生活要有规律，不要过于紧张激动，切忌与人大吵大闹。

（7）保持大便通畅。注意合理饮食，保持排便通畅，避免用力屏气排便。因为，用力屏气这些动作，会增加心脏负担，使血压升高，或通过迷走神经诱发心脏骤停而猝死。

（8）尽量减少洗澡次数。洗澡次数不宜过多，不宜在人多的澡堂洗澡，洗澡时间不应超过 15 分钟，不要在热水中久泡，洗完后要注意保暖。

（9）控制体重和忌暴饮暴食。体重超重20%的冠心病患者突然猝死的概率会比普通人增加1倍；而暴饮暴食，尤其是晚餐吃得过饱也是导致猝死的常见原因。

（10）注意防寒保暖。在寒冷的冬季，特别是气温骤降时要注意保暖，要随气候变化增减衣服。避免逆风走路，夜间应尽量减少去厕所的次数。

（11）消除或控制冠心病的主要易患因素，如高血压、高脂血症、糖尿病等，应积极防治冠心病，并要严格戒烟限酒。

（12）药物预防。在医生的指导下，应坚持长期服用β受体阻滞剂和抗血小板聚集剂，如美多心安、肠溶阿司匹林等，以减少心肌耗氧量及防止血栓形成。

专家提示

如果发现患者有心肌梗死的症状，必须认真对待。首先要卧床保持安静，同时做好送往医院的准备。送往医院的交通工具一定要平稳、舒适，患者应避免走动，条件允许的话，最好选择担架，在运送途中要不断地给患者口服硝酸甘油等扩冠状动脉药。心肌梗死先兆得到及时处理的患者，有的可免于发生急性心肌梗死。

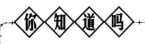

心肌梗死发生的"魔鬼时间"

心肌梗死也有预发的时间，如果在心肌梗死发生之前能及时用药，这样就会减少猝发心脑血管病的概率。心肌梗死发作在一天中一般有两个高峰期：起床后 1～2 小时和此后的 10～12 小时，一般是起床后 1～2 小时最为明显。这两个高峰期也被称为冠心病发作的双高峰规律，和高血压的发病时间也有点相似，即早晨 7～9 点和下午 3～5 点时血压往往会升高。所以说，掌握了心肌梗死的发病规律，对于有效防止心肌梗死有着重要的意义。

早起早睡，生活规律，能有效地降低心肌梗死的发生。当然，再配合药物的治疗，将更能避免这种危险，一般的药物要在服用 24 小时以后才能达到治疗效果。所以，一天一次的药物应在早晨 6 点服用，一天两次的应在早晨 6 点和下午 3 点服用，一天三次的应在早晨 6 点、中午 12 点、下午 5 点服用。这种服用药物的时间可抑制双高峰的出现，减少猝发心脏病和中风的概率。

当然，根据冠心病发作的双高峰规律，在锻炼时也要注意时间，应将传统的晨练改为晚 9 时锻炼。晚9 时锻炼不仅避开了双高峰的发病期，还可促进血液循环，降低发病隐患。而且，有些人的心脏病突发就是因晨练不当所致。所以，锻炼也要适度，不可盲目锻炼。早起后可散步、做操，晚锻炼时可根据自身情况选择适宜的项目进行，一般以40分钟为宜。对于老年患者来说，更要在医生的指导下进行锻炼。

心脏病患者外出旅游四注意

对于心脏病患者而言，外出旅游可以陶冶情操、锻炼体力，对身心健康都十分有益。所以，心脏病患者偶尔出去散散心，对病情的恢复大有帮助，但一定要根据自己的健康状况，选择合适的旅游项目，并应注意以下几点：

1. 病情严重的心脏病患者不适宜旅游

心脏病严重的患者，要避免爬山、游泳等剧烈活动；不宜旅行，只在住处附近活动活动即可。另外，心肌梗死康复期的患者，3个月内不能进行长途旅游。

2. 外出旅游前，应先到医院做一次全面检查

即使身体状况允许外出旅行，也要到医院做个全面的检查，并征求医生的意见，比如适不适合长途旅行、旅游范围等。而且旅游时一定要有人陪同，并随身携带常用的急救药，如硝酸甘油片、速效救心丸、异搏定、安定片和地高辛等。

3. 旅途中应避免过度疲劳

心脏病患者外出旅游时每天活动时间不宜超过 6 小时，睡眠时间也不应少于 8 小时。日程安排上不要使患者感到过度紧张和疲劳，应使患者保持愉快的心情。在旅途中，根据自己的身体状况活动，活动强度宜弱不宜强，要注意适时休息。

4. 随身携带必需的药品，发病时应及时就医

有些人外出旅游时容易晕车、晕船和患胃肠炎等，这些疾病如果不能得到及时的治疗，极有可能引发心脏病。所以，在旅途中要随身带上乘晕宁、安定和氟哌酸等必备药。如果发现有心脏病症状，一定要及时就医，切勿拖延。

专家提示

千万不可带病旅游，以免发生意外。

男性预防心脏病七招

男性患心脏病的概率要大于女性，故对于男性来说，预防心脏病的发生就更为重要。

1. 每周跑步或行走 4 次，每次 30 分钟左右

生命在于运动，每周累计花 2 小时以上锻炼的中年人，会比同年龄不运动的人患突发心脏病的概率小 60%。

2. 如果体重超重，可尝试着减肥，以减掉 5～7.5 千克为最佳

因为体重减轻 5 千克以上，可使心脏病发病概率减小 16％。体重超重者要比体重正常者平均提前 3.6 年发生心脏病，且肥胖患者比正常患者平均少活 8.2 岁。

3. 一天喝 8 杯水

多喝水的人比每天只喝一两杯水或者喝水更少的人患心脏病的概率低 54％。因为水可以稀释血液，让血流畅通无阻，使血液不容易凝结成块，有效防止了疾病的发生。

4. 早饭时喝一碗全麦片粥

全麦片粥含有大量的叶酸，有关专家认为，每天摄入大量叶酸可降低心脏病发生的概率。

5. 数到 10

如果遇到紧急情况，不要生气，要给自己一个数到 10 的缓冲机会。因为经常发火的人比正常人患心脏病的概率要高出 3 倍。

6. 经常吃西瓜

为什么要经常吃西瓜呢？因为西瓜中含有比西红柿中高 40％的番茄红素，可以使心脏病发生的概率降低 30％。

7. 从喝咖啡转为喝茶

如果你有喝咖啡的习惯，那么从现在开始就把咖啡换成茶吧。因为每天喝 3 杯茶的人心脏病的突发概率比从来不喝茶的人低一半，可见喝茶可以有效地预防心脏病的发生。

专家提示

心脏病对人体的健康造成了严重的危害，男性更是其高发人群。所以，男性更要珍爱自己的心脏。

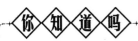

男性献血少易患心脏病

有专家认为，成年男性，如果每年献血 550 毫升，则可将心脏病的发病概率降至 86％。男性到了 40 岁以后，由于体内积存大量的脂肪，许多人的血脂处于较高水平，定期献血则可降低血液的黏稠度，也就减轻了患动脉硬化的隐患。如果人体内铁的含量超过正常值的 10％，也可能诱发各种疾病，如肿瘤、心肌梗死等。所以，定期献血也就减少了血液中铁的含量，进而也降低了心肌梗死的发病率。

七招保护女性的心脏

虽然女性心脏病的发病概率比较低，但女性的心脏同样需要呵护，以下七招可以帮助女性朋友有效地预防心脏病。

1. 控制腰围

女性到了一定年龄就会发胖，腹部的赘肉恣意横生。这个时候，女性朋友就要警惕了，过多的脂肪会侵入血管，导致血管中酸性脂肪过多，引发动脉栓塞，进而导致心脏病的发生。所以说，如果女性朋友的腰围超过 2.3 尺，就应引起足够重视。最好把腰围控制在 2.1 尺左右。

2. 吃色彩鲜艳食品

经常吃一些色彩鲜艳的食品，如菠菜、胡萝卜、桃、草莓等富含抗氧化剂和纤维的食物，有保护心脏的功能。

3. 适量喝红酒

经常喝红酒，不仅可以延年益寿，而且可以预防血压和甘油三酯过高。所以，一个爱"心"的女人，应该每天喝一杯红酒。

4. 每天运动 0.5～1 小时

高血压是诱发心脏病的重要因素，经常性的运动有助于降低血压，保护心脏。

5. 每周吃两次鱼

鱼类脂肪含量较少，蛋白质的含量却很高，每周吃两次鱼，既能满足想吃肉的欲望，也能达到减肥的目的。更重要的是鱼中的脂肪酸能降低患心脏病的概率，尤其是鲭鱼、虹鳟鱼、鲱鱼、沙丁鱼、长鳍金枪鱼和鲑鱼等更能有效防止心脏病的发生。

6. 少吃盐

要想将血压控制在 120/80 毫米汞柱左右，就必须少吃盐。

7. 把握时间优势

女性患心脏病的时间要比男性推后 10 年，女性在这 10 年中，有足够的时间改变生活中的坏习惯，以保证心血管健康。

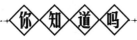专家提示

不要以为心脏病是男性的专属疾病，其实心脏病也经常对女性"下手"，而且常不为医生事先测知，是个不折不扣的隐形"杀手"。所以，女性也应该关注自己的心脏。

你 知 道 吗

经常服用避孕药的女性发生心肌梗死的几率高

本来女性不易患冠状动脉疾病，特别是心肌梗死在年轻女性中更是极其少见。但如果常服避孕药，无论多么年轻的女性也容易患心肌梗死，这已成为严重的社会问题。

现已查明，服用避孕药后，血液变得容易凝固，血管壁也变得脆弱。常服避孕药，在血管壁上就易发生血液凝固，形成血栓，如果在冠状动脉发生阻塞，就会引起心肌梗死。

爱"心"的七种方法

1. 与医生合作，战胜疾病

患者与医生的关系如同登山者与向导的关系一样，向导不仅了解山的状态、路途，而且具有预防天气变化等知识。好的向导能给您带来安全。所以，患了心脏病一定要请精通

心脏病的专业医生治疗。

2. 知彼知己，百战百胜

清楚地了解自己的心脏和身体状况，只要没有额外负担，心脏病就不会发作。总是无用地过分担心而患上心脏神经官能症就麻烦了。消除担忧，牢记要点去做，就可避免不必要的危险。

3. 注意生活方式

因心脏的代偿能力下降，生活要与病情相适应。如 100 马力的汽车则要开 70 马力；以前能开时速 200 公里，现在最快只能时速 60 公里。要面对现实，不要勉强。

心绞痛发作不但痛苦，而且可能导致死亡。有的虽无自觉症状，但仍有心肌缺血发生。如果不想给心脏增加过多负担，就一定要注意自己的生活方式。

4. 注意季节的变化

寒冷的冬季，北风呼啸，早晨身体尚未完全苏醒，此时到户外活动，在寒冷的刺激下，血压会上升，快步行走时心率亦加快，心绞痛就会在此时发作。

炎热的夏季，过多的运动会造成身体脱水，脱水会使冠状动脉形成血块、血栓，这样容易发生心肌梗死。

5. 养成逍遥自在的性格

有人问你是 A 型性格还是 B 型性格时，就会想到 A、B、AB、O 型血型吧？其实对方指的是人的行为模式。

"行为模式"是心脏病的危险因素之一，这也是心脏病的特征。心理学者对心脏病患者的活动和疾病的发作进行了分析、分类，认为 A 型性格的人比 B 型性格的人更容易患心脏病。A 型性格的人充满自信，有活力，精力旺盛；B 型性格的人则相反，悠闲安静，与世无争，不想出人头地，会照顾家庭。

行为模式是由天生的性格和后天的学习经历所决定的。

6. 安排好工作和休息的节奏

你知道生物钟吗？生物有自然固有的节奏，白天与晚上、吃饭时间、工作和休养、每周计划等。这种节奏紊乱时，身体状况就会变差。长期加班工作、与同事饮酒到天亮、饮食不规律等都会诱发心脏病。

7. 缓解压力

我们不断承受着各种各样的压力，这些压力积累下来就会出现慢性疲劳综合征、神经衰弱。因此人们越忙越要注意缓解压力的方法。

适度运动是十分重要的，每周至少做两次运动就不容易患身心疾病。转换心情，投身到自己感兴趣的活动中去，是化解压力的好方法。

专家提示

除了先天性心脏病之外，大部分心脏病都是由于不良的日常生活习惯和心理引起的。保护心脏，从身心做起。

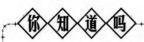

心脏被"谋杀"的致命细节

许多人意识里认为，戒烟戒酒、少吃油腻食物就可避免心脏病发生。殊不知，在日常生活中很多细节也会导致心脏病的发生。

（1）在别人吸烟的环境中待的时间过长，如果一周超出三次，每次都在 30 分钟以上，那么患心脏病的概率比很少被动吸烟的人高 26%。

（2）怒斥会对心脏造成巨大的冲击。

（3）压抑愤怒会加大对心脏的压力，如果发泄出来，会使心脏感到舒适，降低心律不齐、心绞痛发生的概率。

（4）精神压力大的冠心病患者比精神压力小的患者死亡的可能性要大 3 倍。所以，在工作之余，要让自己尽量放松，缓解压力。

（5）忌胸前口袋放手机。有的男性喜欢把手机放在上衣左边的口袋里，这样很容易产生辐射，对心脏不利，且在手机开启的瞬间，也最好远离身体。

（6）忽视感冒发热。感冒发热时，对心脏功能的影响也很大，易诱发心律失常。

（7）肆无忌惮的节食计划。体重波动非常大会导致心脏虚弱。

（8）雾天在户外运动。雾天里锻炼会阻断血液中氧的供应，从而使血液更容易凝结。

（9）缺乏运动疾病多。有资料显示，终日浑身懒洋洋的男性比经常参加锻炼的男性患心脏病的概率要高 28%。

（10）远离朋友。工作中朋友少的人，其心率快，血压也最不健康，所以，在工作中尽量多接触朋友。

预防瓣膜性心脏病有方法

瓣膜性心脏病严重地影响着人们身体的健康，那预防瓣膜性心脏病有什么方法吗？

（1）休息。不管是什么心脏病一定要注意休息，当然不只是体力方面的休息，也包括精力方面的调整。在症状不明显时，可以做些较轻的工作，但不要参加重体力劳动，以免增加心脏负担；如果症状比较严重，且伴有瓣膜性症状时，应绝对卧床休息，一切生活均应由家人协助。

（2）谨防呼吸道感染。呼吸道感染容易引起风湿活动，加重病情。所以，室内空气一定要清新，室内温度一定要适宜。

（3）服用利尿剂者应吃些水果，如香蕉、橘子等。

（4）如需拔牙或做其他小手术，术前应采用抗生素预防感染。

（5）积极有效地根治扁桃体炎、龋齿和副鼻窦炎等慢性病灶，可预防和减少瓣膜性心脏病的发生。

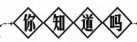

瓣膜性心脏病是风湿病的后果，积极预防甲型溶血性链球菌感染，是预防本病的关键。当然，加强体育锻炼，也能起到有效的预防作用。

你 知 道 吗

颈围愈粗愈易患心脏病

颈围和腰围一样都可以显现出一个人心脏的好坏，从脖子粗细可以看出未来患心脏疾病的概率！有些人的腰围较细，但颈围粗大，这样患心脏疾病的概率比颈细的人高许多。

颈围愈粗，心脏风险因子也愈明显。颈围每增加近3厘米，男性体内血液中的好胆固醇值，就减少2.2毫克，女性则减少2.7毫克。如果男性好胆固醇值低于40毫克，女性好胆固醇值低于50毫克，则患心脏疾病的概率比较高。

夏季冠心病的预防措施

1. 做好三个半分钟

如果夜间要方便，最好先在床上躺半分钟，然后坐起半分钟，再双腿下垂半分钟，这样能有效防止许多致命性意外事故的发生。

2. 红、黄、绿、白、黑一样不能少

膳食是预防冠心病的关键，那红、黄、绿、白、黑都指什么呢？红是指干红葡萄酒，每天饮适当的红酒不仅能预防衰老，还有助于预防冠心病；黄是指黄色蔬菜，如胡萝卜、红薯、西红柿等；绿指绿叶蔬菜；白指燕麦粉、燕麦片，每日 50 克，能有效降低血甘油三酯、胆固醇；黑指黑木耳，每日 5～10 克，对降低血黏度、胆固醇有明显效果。

3. 补水首选绿茶

夏天由于出汗多，所以更需要补水。而心脑血管病患者发病，多与出汗过多、未及时喝水、血液浓缩有关。绿茶能有效地防癌、防动脉粥样硬化，是夏天补水的首选。

4. 暴饮冰水，小心心梗猝发

大量饮用冰水，容易诱发心绞痛、急性心肌梗死。

5. 午睡半小时，冠心病少三成

有资料显示，每日午睡半小时者比不午睡者冠心病死亡率降低 30%，其原因与午睡时血压下降、心率减慢，白天的血压高峰出现一段低谷有关。

专家提示

冬天是诱发心脏病的高发期，但并不说明夏天就没有必要做好防范心脏病的准备，夏天同样要有防范意识。

有心脏病的产妇自然分娩好

有人说心脏不好的女性不能要孩子，其实大多数有心脏病的女性可以妊娠，并且也能自然分娩。

实际上，不能妊娠的心脏病患者只有 2%，不要自己主观臆断，应向专业医生咨询。

心脏病患者是否能妊娠，要根据其心脏功能来确定，而不是根据心脏病的类型。由于妊娠时心脏负担加重，所以心脏能否承受得了额外增加的负担是关键问题。

妊娠本身是生理现象，由于妊娠使母体体重增加，心脏负担加大，心输出量增加 40%～50%，到妊娠 36 周（9 个月）达到高峰，而在妊娠末期心输出量就减少了。

在分娩时发生急性心衰的情况是罕见的，但如果同时并发妊娠高血压综合征、急性感染、大量出血等，则易诱发心衰，对此应提高警惕。

妊娠期间应注意以下事项：

（1）了解自己的心功能情况，做运动以不感到疲劳为度。

（2）如有新的症状出现，应向医生咨询。

（3）患有心脏病的孕妇，体重增加不应超过 7 千克，所以必须每天测一次体重。

还应注意平衡饮食，食物以蛋白质为主，摄取的盐分及水分应尽可能少。

以前，心脏病患者在分娩时都采用剖宫产，那是担心分娩时的痛苦可能会加重心脏负担。但实际并非如此，现在人们也逐渐认识到自然分娩预后更好。妊娠和分娩都是生理现象，莫不如就采取自然的分娩方式。

专家提示

妊娠时易发生危险的心脏病患者中，95％是瓣膜性心脏病，其中二尖瓣病变占绝大多数。这类患者在妊娠时，妇产科医生应与内科医生密切协作，早做预防，根据妊娠的情况给予处理。

第 3 章

心脏病的治疗与急救措施

冠心病患者如果不能及时得到适当的治疗，堵塞的血管就会导致心肌坏死。严重的心脏病突发状况比身受枪伤还要危急，心脏科医生称紧急抢救的时间为"黄金 1 小时"。如果心脏病患者和家属平时对病情有足够的重视，采取恰当的措施，就会为此后的急救和治疗赢得宝贵的时间，则可最大限度避免不幸的发生。

健康测试

测测你会发生心肌梗死吗

心血管病是当今世界上病死率最高的疾病，其中心肌梗死威胁最大，而是否会患心肌梗死，并非不可预测。国外医学家针对发生心肌梗死的种种因素，设计了一份自测表，只需"对号入座"给自己打个分，就知道心脏有没有梗死的危险。

（1）年龄：20～30岁1分；31～40岁2分；41～50岁3分；51～60岁4分；60岁以上5分。

（2）性别：女性1分；男性2分。

（3）家族史：亲属没有人患过心肌梗死0分；有一个亲属在60岁后患心肌梗死1分；有一个亲属在60岁前患心肌梗死3分；有两个亲属在60岁前患心肌梗死5分；有三个亲属在60岁前患心肌梗死8分。

（4）吸烟：不吸烟0分；吸烟斗丝3分；日吸纸烟10支2分；日吸纸烟20支4分；日吸纸烟40支8分。

（5）运动：积极参加运动0分；适当的体力活动1分；活动较少3分；坐着工作，少运动5分。

（6）营养状况：注意适量进食肉类、脂肪、糖和淀粉类食物1分；吃得比较多3分；无节制地过分进食7分。

（7）生活紧张状况：生活中不需要经常应付紧急状况0分；有时要应急4分；经常要应付紧张状况8分。

（8）体重：标准体重 0 分；超过标准体重 5 千克 2 分；超过标准体重 10 千克 3 分；超过标准体重 20 千克 5 分；超过标准体重 20 千克以上 6 分。

男性标准体重：［身高（厘米）－ 100］×0.9；女性标准体重：［身高（厘米）－ 100］×0.8。

（9）血压：血压＜130/80 毫米汞柱 0 分；血压＜140/90 毫米汞柱 1 分；血压＜160/90 毫米汞柱 2 分；血压＜180/90 毫米汞柱 3 分；血压＞180/90 毫米汞柱 8 分。

测试结果

9 个项目的得分相加，总分不超过 10 分，不存在患心肌梗死的危险；11～18 分，发病概率很小，但应注意防止分数增长的趋势；19～25 分，发病概率已明显增加，你必须改掉如吸烟、过度饮食、不爱活动等不良的生活习惯；26～32 分,心肌梗死的死亡率已很高（据美国统计资料，在这个分数段的 6 个男人中就有 1 个会因心肌梗死而死亡）；超过 32 分，心肌梗死猝发的概率更大。若处于后两种分数段，必须请医生诊治，立刻戒掉不良嗜好，适当运动，以增强体质和心脏功能。以上自测表虽然可能与我国国民的状况有些差异，却有很高的参考价值。

冠心病患者怎么度过自己的每一天

大量的调查结果表明，冠心病患者如能坚持采取科学的生活方式，认真做好自我保健，不仅会使病情得到改善，还会显著地延长生存年限，甚至有相当一部分患者与健康人一样享有高寿。那么，冠心病患者应该怎样度过自己的每一天呢？

1. 起床宜缓不宜急

起床时应先慢慢起来，稍坐一会儿，再缓缓地下床，从容不迫地穿衣，使身体的功能逐步适应起床活动。如操之过急，可引起心率和血压较大的波动。

2. 洗漱宜用温水

尤其是冬季，用冷水会刺激血管收缩从而使血压升高，寒冷刺激也是心绞痛发作的常见诱因。

3. 早起宜饮白开水

经过一夜的体内代谢，血液黏稠度增高，是脑梗死和心肌梗死的诱发因素。晨起即饮一杯白开水，或喝杯热牛奶、热豆浆，可稀释血液，又可将血液中的代谢废物尽快排出体外。

4. 心血管病患者适当锻炼可改善病情

锻炼虽好，但不宜晨练，并且锻炼的项目宜柔和，如太极拳、保健操、散步等，时间不宜长，不应超过半小时。运动强度以每分钟心率不超过 130 次为宜。若在运动中出现心慌、胸闷或头晕时，应立即中止。

5. 大、小便时不要用力屏气

用力过猛会使血压骤升而诱发意外。患者应学会排便时自我放松，轻轻用力，便后不要骤然站起。

6. 三餐宜清淡，优质蛋白不可少

蛋白质的摄入量每日每千克体重不少于 1 克（可从瘦肉、鱼类、鸡蛋、牛奶和豆类食品中获取）。多吃植物油，少吃动物脂肪；新鲜蔬菜不可少。饭菜做得软烂一些，以便消化吸收。少吃或不吃油炸、生冷和粗糙食品。

7. 血脂高、偏胖者，应适当限制高脂肪和高热量食物

血脂不高、体质又较瘦弱者，不必限制脂肪，可吃些营养较高又易于消化的食品。病情较重且伴有高血压、水肿、尿少者，应严格限制食盐。

8. 三餐分配要合理

早餐要吃好，午餐要吃饱，晚餐要吃少。尤其是晚餐，切忌不可吃得过饱，以免加重心脏负担，使病情加重。同时，冠心病患者应特别注意进餐的气氛，要吃得轻松，吃得愉快。

9. 上街尽量不乘拥挤的公共汽车

过度拥挤和嘈杂可致血压升高、心率加快。如距离不远，最好步行。出门的时间要宽裕一些，以免赶急路。

10. 午睡半小时

即使不睡也要小憩一会儿，打个盹儿。坚持午休，有助于血压保持稳定，对身体有好处。

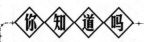

冠心病患者要时刻提防自己的病情发作，从日常生活习惯的点点滴滴做起。

你知道吗

冠心病患者生活细节不可小觑

冠心病是一种慢性病，在合理用药的同时，更要重视平时的调养。在生活中，一定要注意以下几个方面：

● 不要生气。冠心病患者一定要注意，不能过分激动、紧张，特别是大喜大悲时，容易使动脉血管异常收缩，从而导致血压上升、心跳加快、心肌收缩增强，这样就会造成患者缺血、缺氧，诱发心绞痛或心肌梗死。

● 运动时注意不要超负荷。冠心病患者不能做剧烈的运动，特别是老年患者。运动时要量力而行。大的体力活动最好别做，以免导致心脑血管急剧缺血、缺氧，诱发急性心肌梗死或脑梗死。

● 多喝水。总是渴了再喝，这是不好的习惯。一定要养成定时喝水的习惯，等到渴了想喝水时，已造成不同程度的"脱水"了。冠心病患者，特别是老年患者的血黏度高，如果不定时喝水，就会出现凝血倾向，导致缺血或心脑血管堵塞，引发心肌梗死或脑卒中。

● 注意防寒和避免中暑。冠心病患者在严寒季节，一定要注意手部、头部、面部的保暖，外出活动时，宜戴手套、帽子和口罩。用水时最好用温水。在夏季，一定要注意别中暑，不要经常外出。如果外界温度高，人体血液循环量会增多，易导致心跳加快，加重心脏的额外负担。

同疾病长期作战

心脏病从发作时间上分为急性心脏病和慢性心脏病。

数小时到数日快速发作的称为急性心脏病。有的仅在数秒钟内就陷入危险状态，发病 1 小时内死亡的称为猝死。

发作至少数月、数年以至于十几年以上的，称为慢性心脏病。多间断性地出现症状，有的虽然有病在身，但几乎没有症状。

急性心脏病有的是暂时的，可以立刻好转；有的可变成慢性心脏病，需要长期治疗。

有些治不好的慢性心脏病会突然恶化，出现急性症状。

轻度的急性心内膜炎、急性心肌炎等疾病可治好，但一般会留有一些损害，即留有后遗症，病情亦可能逐渐加重。

　　很多心脏病都有慢性发展的过程，如出生时就有的先天性心脏病、各种原因引起的心脏瓣膜病、原因不明的特发性心肌病、发作时出现症状的心绞痛及急性心肌梗死等。有的患者因为没有症状，也不同医生商量就自行中断治疗，这是很危险的，甚至有的白白送掉了性命。

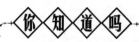

　　了解自己的疾病，与疾病长期相处，慢慢治疗，这是十分必要的。

你知道吗

被确诊患有心脏病，是否会确认以下事项

　　很多人在被医师宣告患有心脏病时，一般反应都相当震惊。惊讶之外，请记得确认下列事项：

　　（1）病情进展到何种程度。

　　（2）饮食方面有无不可进食的食物。

　　（3）运动程度、日常的生活方法。

　　（4）药物的服用方法。

　　（5）下次检查日期及时间。

　　（6）发病时可能发生的情况、如何判断症状，等等。

正确服用药物的方法

药物在市场上销售前，科研人员要对药物进行很多基础试验和临床试验，卫生部门要严格审查、监督试验结果，再决定是否可用于人体。

综合药物的治疗效果及副作用，以此判断其有效性，通常需要几年，甚至十几年的研究，决定药物用量和用法，然后药品才能广泛应用。

医生根据试验结果及其自身临床经验来开处方。患者要遵医嘱，按量、按次、按时地正确服药，如果自行加减用药量，则不能达到预期效果。药物要达到一定浓度才能发挥并保持作用，预定起效期间要持续用药。若大意忘记用药，可能会发生危险。要从医生那里了解用药的理由、时间及以后的治疗方法。

也许正规服药后没达到预期的效果，这时医生可能要调整治疗方案。调整用药也无效或用药效果不良时，就要注意是否存在诊断错误。

专家提示

用药时要注意症状的变化以及是否出现副作用，并尽量准确地告诉医生。患者的用药情况是进一步诊断治疗的依据。

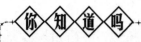

急救药盒里的常备药物

　　冠心病患者的急救药盒内一般应配备硝酸甘油片等急救药品，但要掌握正确的使用方法，才能使药物迅速达到药效。

药　名	功　　效	专家叮咛
硝酸甘油片	用于缓解心绞痛。症状发作时，舌下含服 1 片；如含服未奏效，可隔 5～10 分钟再含 1 次；如连续 3 次含服无效时，应采取其他措施。应取半卧位或坐位含服，青光眼患者禁用	值得注意的是，急救药盒里的药物保质期都很短，还容易因受潮、氧化等而失效。因此，需每隔半年左右更换一次药品，以防失效。如硝酸甘油片颜色变黄，放在嘴里有麻刺的感觉，或使用后效果不佳时，应及时更换。
麝香保心丸	具有芳香开窍的纯中药制剂，具有明确的扩张冠状动脉作用。心绞痛发作时，舌下含服 1～2 粒，数分钟内便可起效；它还可作为常规的扩冠药物，每日 3 次口服，不良反应极小	

药 名	功 效	专家叮咛
硝苯地平	用于变异型心绞痛或伴有血压增高的患者。部分患者服后可能会有头痛、头晕等症状，停药后便可自行恢复	值得注意的是，急救药盒里的药物保质期都很短，还容易因受潮、氧化等而失效。因此，需每隔半年左右更换一次药品，以防失效。如硝酸甘油片颜色变黄，放在嘴里有麻刺的感觉，或使用后效果不佳时，应及时更换。
硝酸甘油贴片	血管扩张药，尤适用于夜间心绞痛发作。休克和低血压引起的虚脱患者禁用，青光眼患者忌用，急性心肌梗死者慎用	
硝酸异山梨酯（气雾剂）	心绞痛发作时，只要对着口腔喷 1～2 下，就能迅速起效，不良反应小，携带方便，有效期 1 年	

心脏按压的常见错误

当你的家人或朋友突发性心脏骤停时，最紧急的是做胸外心脏按压。但是，如果胸外心脏按压操作不标准，常会导致并发症的发生。常见的错误有：

（1）按压部位不正确。由于把握不住心脏的具体位置，很容易出现错位，或靠上或靠下，或靠左或靠右。不正确的按压不仅对急救心脏病无济于事，还很容易导致其他并发症的出现，比如向下错位，则容易使肝脏受冲击破裂或胃部受压导致呕吐；向左或向右错位时，因手指没有翘起则易导致肋骨骨折及连枷胸，引起气胸、血胸。

所以，准确的按压对抢救心脏病患者是十分重要的，一定要按照标准的方法进行定位。手掌根部的长轴应与肋骨的长轴平行，不要偏向一旁，手指、手心翘起，避免接触和按压肋骨或肋软骨。

（2）肘部弯曲，致使用力不垂直，导致按压深度达不到4～5厘米。

所以，按压时双臂一定要绷直，双肩在患者胸骨上方正中，垂直向下用力按压。

（3）不管采用何种按压方式，按压时一旦离开胸骨定位点，导致下次按压部位错误等情况，均有可能引起骨折。

正确的方法是垂直向下用力，平稳缓慢，有规律地进行，且不能间断，按压与放松时间应大致相等。舒缓有致，尽量让心脏放松，但手掌根部不要离开胸骨定位点。

（4）放松时手掌仍按压着心脏，致使心脏未能充分松弛，仍在承受一定的压力，影响血液回流，从而导致按压没有起到一定的效果。

（5）双手手掌不能交叉放置，而要重叠放置。此外，按压时要注意不要加快或放慢两手掌，这样很容易影响按压效果。

专家提示

当心脏病突发、心脏骤停时，对患者做心脏按压是非常重要的一个过程，如果及时，则可挽救患者的生命。但是，一定要掌握正确的方法，否则就挽救不了患者的生命。

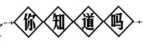

心肌梗死的"星期一现象"

星期一发生心肌梗死的人比一星期中其他任何一天都多 20％，再加上周末的酒宴和周末过后重新上班的压力，更易导致星期一发生心肌梗死的人增多，这种现象被称为"星期一现象"。

据统计，50 岁以下没有心脏病史的女性，死于星期一的比死于其他日子的多 20％；50 岁以下没有心脏病史的男性，死于星期一的比死于其他日子的多 19％。

在整个星期中，发病率仅次于星期一的是星期四，其余依次是星期六、星期二、星期三、星期五。总体而言，星期一的发病概率高于其他日子平均数的 40％。当然，对于已退休和不工作的人而言，一星期内每天的发病概率没有差别。

心脏病抗心衰治疗的误区

心脏病是一种常见病，绝大部分人都采用家庭治疗法，因为家庭治疗法方便、快速，受到很多人的欢迎；但心脏病治疗的某些药物毒副作用较大，若是步入了误区，就有可能导致严重后果。那么心脏病患者在用药中存在哪些误区呢？

1. 不去医院就诊，光凭自我感觉用药

有的心脏病患者不去医院做定期检查，对自己病情也不太了解，即使患了心衰也不知道，完全是凭着自己的感觉来判定。身体没有不舒服的感觉，就认为没问题；要么是病情严重时就大剂量地用药，症状减轻时就少用，甚至不用药。殊不知，心脏病的变化有时是急风暴雨式的，这时就会威胁生命；有时是悄悄地、偷偷地袭来，等有了感觉可能就难以收场。这样不规律地用药，会严重影响疗效。

2. 大剂量用药

有的患者在得知自己患病以后，为了尽快地治好疾病，就大剂量地用药，这种做法是错误的。超剂量用药会引起中毒，甚至出现生命危险。而且，用药的种类一般应少而精，一次用药超过6种会有10％的人发生不良反应。还有人认为中药是无毒的，这种认识也是错误的，只要是药都有一定的毒副作用，只是程度不同而已。所以，患者一定要在医生的指导下科学用药。

3. 间断服药

有的患者在用药一段时间后病情有所好转，就会认为自己已康复，便自行停了药。殊不知，危机可能接踵而来，一旦病情再度恶化，再用药其敏感性受到影响，不利于进一步治疗。

4. 乱用药物

有的患者为了早日康复，就胡乱地、无次序地用药。心脏病分很多种，用的药也不尽相同。尤其对于不同级别的心衰，用药也不能千篇一律，于是患者自己很难决定用哪种药好。今天听医生的，明天听有经验的病友的，后天相信广告。就这样，一天一换药，服药也没有规律，今天多了，明天少了，后天换了。这样势必出现治不对症、药不对病的情况，往往会延误或加重病情。

5. 迷信补药

有的心脏病患者把治疗寄希望于吃补药上，且长年累月吃，吃了这样换那样，结果也没看到什么显著疗效。而且，有的补药吃多了还会导致病情恶化。其实，补药只能起到一个调整的作用，要想使身体尽快恢复，必须针对症状服药。

专家提示

心脏病心衰患者在治疗上，必须严格遵医嘱或在医生指导下科学用药，自己也要阅读有关疾病知识方面的书籍，结合自己病情做适当调整，万不可自以为是，凭感觉盲目服药。

"四条防线" 应对冠心病

冠心病虽然可怕，但并不是不治之症。只要采取正确的防治措施，大多数的心脏病是可以预防的。

预防冠心病，必须采取 4 条防线：

1. 防发病

做好一切预防发病的措施，对诱发冠心病的危险因素要严加杜绝。

2. 防事件

对于本身有冠心病的患者来说，应采取措施，防止疾病的发展，以免出现心肌梗死等严重后果。

3. 防后果

如果出现了心肌梗死等严重后果，就要考虑如何尽快地、科学规范地救治患者，防止死亡。

4. 防复发

顾名思义，就是防止心肌梗死等严重事件再一次发生。康复后的患者，一定要重视对危险因素的干预，如戒烟、限酒、适当进行体力活动等。如果不良生活方式没有改变，随时都有复发的危险。

专家提示

要彻底地治疗冠心病，必须坚持这 4 条防线，从总体上降低冠心病的发病率。

拳头也能救命

俗话说拳头有多大，心就有多大。但你知道吗？有时用你的拳头"对付"你的心脏就可以救命。在日常生活中用拳头随便打人，会被人认为太粗鲁，也会受到别人的指责。但是，当心脏病突发致心脏骤停时，拳头却可以挽救患者的性命，这是什么原因呢？因为在心肌梗死发病的前1～2小时，由于突然发生严重的缺血导致心电不稳定，这时候很容易发生心室颤动，导致心肌失去泵血功能，使血液循环中断。所以，在这紧要关头，如果能及时除颤，使心脏恢复正常跳动和收缩功能，就可挽救生命。

当然，使用直流电除颤是最理想的方法。但是，突发性心脏病往往发生在医院外，由于太突然，根本来不及去医院。在这生死攸关的紧急关头，最及时、最有效的办法就是"拳击"。"拳击"的具体做法是：把拳头握紧，在患者胸前区捶击1次，然后将耳朵迅速贴在胸壁听听有无心跳；如果仍没有心跳，可再快速拳击1～2次。拳击所起的作用是除颤，所以也被称为"救命拳"。

专家提示

如心跳仍未恢复，就要胸外心脏按压进行急救。

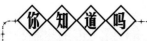

冠状动脉搭桥术

除药物外，治疗冠心病还有介入治疗及外科手术两种，前一种是经皮腔内冠状动脉成形及支架安置术；后一种是冠状动脉旁路搭桥术。我们主要说的是冠状动脉旁路搭桥术。

道路狭窄、汽车受阻时，开个旁路，就可以使车流通过。与此相似，通过手术，用内乳动脉及下肢静脉在主动脉和冠状动脉之间搭桥，血流就可以恢复，这就是冠状动脉搭桥术。

咳嗽自救法

患者如果意识到自己突发心脏病的时候，用力地咳嗽可缓解心脏病的病症，甚至可挽救生命。那么，心脏病突发时，哪些情况下可采用咳嗽法来自救呢？

1. 心脏突然停止跳动

这种情况的发生是由心脏病引起的心脏搏动突然停止，由于是突发性的，搏动刚刚停止，此时患者意识还算清楚，可马上用力咳嗽，连续多次。如果旁边有家人或者朋友，也可刺激或者鼓励患者咳嗽，这样可促使心跳最终恢复正常。

2. 血压低且心跳极其缓慢

这种症状如果采用咳嗽法的话,可维持血压正常,并且使心率增快至接近正常的心率。因为咳嗽能刺激交感神经,而交感神经兴奋会使心率加快。

3. 心跳过速

如果患者心率每分钟达 160 次以上,则属于一种严重的心律失常,会出现心前区疼痛、血压下降等症状,有时甚至会导致休克,这时可通过咳嗽来有效防止意识的丧失。

专家提示

虽然咳嗽可作为一种临时急救术,有助于患者保持清醒、呼吸和心跳,但是患者不能只顾咳嗽,在咳嗽的同时应记住要拨打急救电话。即使患者症状有所缓解,也应尽快到医院做进一步诊治,以免贻误病情,造成不必要的损失。

你知道吗

患者发生心肌梗死时需要住院多少天

国　名	单位（天）
美　国	7.4
英　国	9.2
日　本	45.1

心跳过速的自救

患者如果发生阵发性室上性心动过速时，应采取下列紧急措施。

1. 屏气法

深吸一口气之后，紧闭声门，然后再用力呼气，这样做的目的是使胸腔内压力降到最低；或者是深呼一口气之后，紧闭声门，然后再做用力吸气动作，这样做的目的是使胸腔内压力增到最高。应用这两种方法，有时可使心跳突然减慢，并最终恢复正常。

2. 压迫眼球

用手指轻轻压迫一侧眼球约 10 秒钟，如果心跳有暂停现象时，应慢慢减压。压迫一侧眼球无效后再压迫另一侧眼球，但要注意避免用力过猛，有青光眼或高度近视者禁用此法。

3. 诱发呕吐

用木筷或手指刺激咽喉部，产生恶心反应，这种方法也可反射性地引起心跳减慢。

4. 按摩颈动脉窦

在颈动脉处也就是甲状软骨上缘同水平处扪得搏动最明显的部位，用食指、中指、无名指三个手指向颈椎压迫，最好以按摩为主，每次时间不超过 10 秒钟。如果没有明显的效果，可隔几秒钟再按另一侧。但切忌双侧同时按压，否则有使心跳突然停搏的危险。这种方法比较危险，最好在医务人员的指导下或由医生本人进行。

专家提示

如果采取上述措施，心跳仍未减慢，应立即送医院进行急诊治疗。

心跳过速的体育疗法

一般情况下，人的心跳每分钟 60～100 次，如果在非生理条件下超过这个范围，则为不正常。如果心跳过快，可采用体育疗法来治疗。

1. 侧转颈运动

这种运动法是指当发生心动过速时，立即找把椅子坐下，将两臂平放，深呼吸一口气，然后做侧转颈运动。具体做法是：先将头向左侧偏转，然后再向右侧偏转，尽量转向侧后方，这样反复几次。但要注意的是，转动的速度不能太快，每分钟不要超过 15 次，以防引起眩晕。这种方法的治疗原理近似于压迫颈动脉窦，在医院里，医生一般都会采用压迫颈动脉窦的方法，但是在突发的情况下，又来不及去医院时，可采用这种方法，这种方法可不在医生的指导下进行。不过，有眩晕症状和心跳过缓的老年人，做此运动时则要谨慎。

2. 转眼运动

具体做法是：在座位上，上身正直，头颈部固定不动，眼睛先平视远方，然后将眼球先尽量向左看，再尽量向右看，每分钟可转换 30 次，共转动 2～3 分钟。这之后，双眼视线集中，注视自己的鼻尖 1 分钟。假如心动过速仍不能控制，可重复做 2～3 次。

这种方法的原理类似于医生的压迫眼球法。但对于高度近视、有视网膜疾病和其他眼疾的患者来说，压迫眼球的方法不太适宜，而转眼运动就没有什么禁忌。

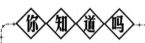

侧转颈运动和转眼运动是针对心跳过速的两项家庭疗法，对突发的心跳过速有很好的治疗效果；但是，若经过多次的运动仍没起到任何作用，应立即去医院就诊。

你知道吗

甩手拍脚缓解心悸

如何甩手？身体站直，两脚站稳，两脚距离等于肩宽，两臂同方向前后摇摆，向后用点气力，向前不用力，随力自行摆回，两臂伸直不宜弯曲，眼睛向前看。开始每次做 200 下，逐步做到每次 1000 下，每次 30 分钟。

如何拍脚？两脚双盘，脚心朝天，如坐莲花座，然后用手背各打脚掌 15 次，中途可适当饮用些白开水，每次 15～30 分钟。

通过"甩手拍脚"，可以促进末梢血管中的血液充盈，使血液回流的压力增强，血液运行的速度加快，手、脚、头逐渐地发热、发胀，心区凉丝丝的，顿感舒服。这样，可直接减轻心脏输出的压力，有利于心脏功能的恢复。

早搏不要慌

什么是早搏？早搏就是在心脏正常跳动的情况下，忽然出现提前的心跳，是一种常见的心律失常。几乎每个人都会发生早搏现象，在老年人中尤为明显。出现早搏时，可能有心悸、胸闷等感觉，但也有人无任何不适。

早搏可分为三种：房性早搏、交界性早搏和室性早搏。

1. 房性早搏

房性早搏就是由心房组织提早（早于窦房结）发出生物电信号引起的早搏，简称房早。如果是单纯的房早，一般不需积极治疗；若出现频繁的话，可服用一些治疗心律失常的药，如心律平等。如果能找到引起早搏的原发病，则先从治疗原发病开始。

2. 交界性早搏

起源于心房和心室的交界区。这种早搏不会有什么危险，而且产生的症状也不多，所以也不需要治疗。如果出现过频的话，可选用与房性早搏相似的药物治疗。

3. 室性早搏

起源于心室，这种早搏十分常见，可以说几乎每个人都有这种早搏。这种室性早搏的人中有90％以上是正常的健康人，因此这种早搏并不是一种疾病，只是有少数人同时患有心脏病。

室性早搏可分为良性、潜恶性和需要紧急治疗三类。一般人都为良性的，不会发生严重后果，所以也没必要治疗；如果是潜恶性的，这时患者可能已患有心脏病，除了积极治疗心脏病外，还要酌情应用药物；如果是需要紧急治疗者，那么一定要到医院去进行治疗。

虽然早搏的产生是由心脏的不规律跳动引起的，但并非都是由病症引起的。除了一些心脏病可引起早搏外，心理因素（激动、焦虑等）或者不良的生活习惯如吸烟、喝酒等也是造成早搏的因素。

专家提示

出现早搏时不必过于紧张，可以到医院确诊一下早搏的原因，查看一下早搏的严重程度，然后对症下药。绝大部分早搏的患者预后都是良好的。

音乐是抗心律失常的良药

音乐也可以治病，轻缓的音乐有助于身心的放松，尤其是对心律失常的患者来说，美好的音乐可以有效地改善心律失常。心律失常大致可分为快速型心律失常和缓慢型心律失常，针对不同的心律失常选用不同的音乐。快速型心律失常患者应选用曲调悠扬、节奏徐缓、旋律清逸高雅的古典乐曲及轻音乐为好；缓慢型心律失常患者则相反，可选用曲调欢悦、节奏明快、旋律流畅、音色优美的乐曲或歌曲。

音乐治疗机制之一就是音乐可以改变人类的情绪和行为，不同的曲调、节奏、旋律及响度对人体会产生不同程度的兴奋、镇静、止痛和降压等作用。所以，针对心律失常类型的不同，选用不同类型的音乐。对于治疗性的乐曲，必须严格筛选。

总之，音乐对人情绪的影响随着曲调、节奏、旋律等因素而变化，不同曲调、节奏、旋律、谐声引起的生理效应是不同的。比较欢快的音乐可使人情绪高涨，节奏徐缓的乐曲则可以使人呼吸平稳。无论哪种音乐，都可以使人的大脑得到休息，帮助人们解除疲劳。

专家提示

音乐治疗的配方选曲极为重要，且不宜长时间单用一曲，以免久听生厌，而应选择曲调、节奏、旋律等方面和谐、协调的多支乐曲。

心脏骤停不要慌

心脏骤停时，血液循环便会中断，若几分钟内没有恢复，则会造成不可逆的脑细胞坏死。即使心脏恢复跳动，仍为脑死亡状态，变成植物人。

听不到心跳、触不到脉搏、测不到血压即可确认心脏停止跳动。脉搏消失，有时可能为室性心动过速和心室粗颤、细颤，此时，心脏虽在快速跳动或颤动，但大多不能泵出血液。

室性心动过速时，拳击前胸几次，有时可恢复正常心律。意识丧失、摔倒、摸不到脉搏时，首先应拳击前胸部，若仍无脉搏，则立即做心脏按压。医生熟练地持续做心脏按压，可保持数十分钟到1小时以上的人工循环，防止脑细胞坏死。

心脏骤停导致血液循环中断后，呼吸中枢就不能工作，多出现呼吸停止。要同时做心脏按压和人工呼吸，称之为心肺复苏。

心肺复苏不是根本的病因治疗，还必须立即进行针对心脏骤停的病因治疗。要将患者送到心脏诊治设备完善的医院。对心脏骤停而倒地的人，要采取各种有效措施。

要经过实际训练才能掌握好心脏按压的方法、诀窍。

专家提示

能冷静地处理突发疾病是很不容易的，尽量不要慌张，采取相应的措施。

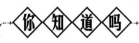

触摸颈动脉来判断心跳是否停止

判断心跳是否停止，一般用触摸颈动脉来确定，颈动脉位于颈部气管与颈部肌肉之间的凹陷处。颈动脉粗而且离心脏近，位置暴露，便于触摸。

触摸颈动脉时需注意：

（1）触摸颈动脉不能用力过大，以免造成颈动脉受压。另外，位于颈动脉的颈动脉窦也不能承受较强的压力，俗话说"压迫，易断气"指的是颈动脉窦不能受到压迫。

（2）如果不能准确地判断其是否停止跳动，可适当多触摸一会儿，但一般不应超过 10 秒，以免影响抢救。

（3）如果对自己的判断有怀疑，可先后触摸两侧颈动脉，但不能同时触摸两侧。

（4）如果颈动脉已停止搏动，说明心脏停止跳动。同时要注意，不要把自己手指的动脉搏动感觉为颈动脉搏动。

心脏骤停抢救三步骤

当心脏病患者突然心脏骤停时需要马上抢救，一边拨打120，一边可现场进行心肺复苏抢救。在进行心肺复苏抢救前，首先要快速确定患者是因什么原因突然昏迷，如果是因触电，马上拔掉电源；如果是意外昏迷，则不要随意搬动患者，以免因姿势不正确造成高位截瘫。接下来应立即进行心肺复苏。

心肺复苏包括三个主要步骤：

1. 判断意识与开放气管

轻摇患者的肩部或轻拍患者面部，判断其是否有意识。如果没有反应，立即用手指掐人中穴或合谷穴约5秒钟。紧接着将患者放置呈仰卧位，确保头、颈、躯干平直无扭曲，双手放于两侧，最好把患者放在硬板床上，如没有硬板床，可直接放在地板上。

2. 人工呼吸

如果患者已无呼吸，需立即做人工呼吸。为了卫生，口对口之间可放一层很薄的布，人工呼吸需注意吹气时应暂停胸外按压；每次吹气时，吹气量不要太大，如果吹气量过大，会造成胃大量充气，引起食物反流；如患者牙关紧闭，应当机立断进行口对鼻吹气。

3. 胸外心脏按压

如经判断患者心跳已经停止，应立即进行胸外心脏按压。进行胸外心脏按压的目的是通过按压促使血液从肺部血管流向心脏，以维持患者生命，挽救心脏。

专家提示

患者心跳停止后，脉搏亦消失，故可通过触摸动脉搏动来进行判断。颈动脉最靠近心脏，且比较暴露，容易触摸，所以一般都选择颈动脉作为判断对象。

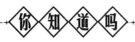 你知道吗

单人心肺复苏各项操作要求时间

判断意识	0～5 秒
呼救，同时摆好体位	5～10 秒
开放气管，判断呼吸	10～15 秒
人工呼吸 2 次	15～20 秒
判断脉搏（心跳）	20～30 秒

性生活过程中突发心脏病怎么急救

夫妻在过性生活的过程中，也许会发生意外情况，如心脑血管病等。如果急救不及时，就会导致因性爱而发生猝死的情形，所以必须得到重视。

首先，要预防。性生活要在身体健康的前提下进行，对于那些身体有疾病的人来说，必须要谨慎。性生活要量力而行，不要勉为其难。

其次，在性生活过程中一旦发生意外，千万不要惊慌失

措，应立刻中止性生活，在第一时间采取急救措施。

如何采取急救措施呢？家里应准备常备药，如速效救心丸、硝酸甘油等急救药，在发生意外情况时，应及时服下。需要注意的是，一个人的心脏若停止跳动4分钟，很容易造成死亡，所以有必要争取救命的"黄金4分钟"。

在给患者吃药的同时，要快速地检查患者的呼吸道，如果患者已没有呼吸、脉搏和心跳，应马上做心肺复苏。同时，让患者平卧，用枕头轻轻地将其头部支起，以保证呼吸道通畅。同时，可用毛毯或衣物盖住身体，以保持患者的体温。

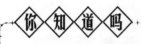

切记不要摇晃或用冰水泼患者，也不能让其进食或喝水。性生活中还有外伤的情况发生，如阴茎折断、包皮系带损伤，此时一定要及时去医院就诊，以免造成后患。

你知道吗

冠心病患者参加宴会五注意

（1）如果要参加宴会，必须随身携带急救药盒或必要的急救药品。

（2）尽量避免情绪激动，不可过多地参与亲朋之间的高谈阔论，而应以听为主。

（3）如果在宴会中感到身体不舒服，及时向亲友说明提前退席，切不可勉强支撑。当出现心绞痛、头晕、恶心等症状时，应立即含服硝酸甘油等急救药物，并找一处较为安静的地方休息，严重时须急诊就医。

（4）如果参加晚宴，散席时天色较晚，一定要有人陪同回家，切不可单独行动。

（5）宴会热烈的气氛很容易使身上出汗，这时一定要注意保暖，不要随意减少衣服，以免在毛细血管扩张的情况下受凉感冒，因为感冒对冠心病患者是非常有害的。

怀疑自己发生心肌梗死时怎么办

心绞痛的病情进一步发展，就会发生心肌梗死。心肌梗死胸痛表现得更为剧烈，与心绞痛的区别就是往往持续的时间很长，甚至可达几小时，休息或含服硝酸甘油也不能缓解。除了胸痛之外，还会突然出现胸闷、气短，或有不明原因的恶心、呕吐、出冷汗、焦虑不安等。如果有这些情况发生，一定要高度警惕自己是否发生了心肌梗死。

急性心肌梗死病情凶险，可发生在家里、公共场所或工作单位，病死率较高。若能及早发现，及时治疗，使梗死范围不致扩大，多能挽救生命。具体做法是：

（1）要停止一切事务，不要走动，原地休息，并设法迅速与附近医院联系，或拨打120呼叫救护车。在医生未到之前，可先按心绞痛的办法处理：立即含或嚼碎硝酸甘油片，5分钟后仍不缓解者可再含1片。如连续含化3次仍不能缓解疼痛，证明患者对硝酸甘油不敏感（有10%的心绞痛患者对硝酸甘油不敏感），如身边有氧气袋可同时吸氧。

（2）患者要避免紧张、恐惧，因为紧张、恐惧会引起心率增快，使心肌耗氧量增加，加快病情发展。最好闭目休息，用鼻孔呼吸，自然舒缓，必要时亦可服安定5毫克，嚼服阿司匹林300毫克。

（3）如无医生出诊时，可由家人用车迅速送往医院。患者要尽量放松，不可主动用力，躺或坐姿最好。过分用力会使心率加快，血压升高，耗氧量增大，促使心肌梗死面积扩大，加重病情。

（4）严禁大便时用力屏气。如果发病时患者想大便，绝对不能让患者用力屏气，否则有突发心跳停止的危险。

专家提示

急性心肌梗死患者在家里发病时，家属切勿惊慌失措，应该沉着冷静，不应将患者搬动或活动过多以免使病情恶化。一般在患者疼痛好转，心律、心率、血压基本稳定时，可由专人护送到医院进行住院治疗。

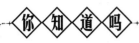

三种心脏病症的应急措施

	应　急　措　施
心绞痛	心绞痛发作时应立即停止体力活动，并舌下含服硝酸甘油 1 片，症状可能会迅速缓解。如心绞痛持续时间较长，含服硝酸甘油不能缓解，或心绞痛频繁发作，恐有转为心肌梗死的可能，应及时与急救中心联系进行求助
心律失常	患严重心律失常的患者意识会丧失，身体抽搐，如不及时抢救会迅速死亡。这时需要做心电图确定性质，采取不同的办法治疗。患者自己在家中治疗不够安全，应到附近医院诊治
心肌梗死	心肌梗死引起的胸痛含服硝酸甘油无效。患者一旦发生心肌梗死，家属应立即与 120 急救中心联系进行求助，而不应当在家中观察等待，以免延误病情。在等待救护车的同时可给患者吸氧，脉搏快者可肌注利多卡因 100 毫克，脉搏缓慢者可肌注阿托品 0.5 毫克，疼痛剧烈者可肌注吗啡或杜冷丁止痛。如果出现心脏骤停时，家属和在场的人千万不要惊慌，先用拳头捶击患者胸前数次，然后做体外心脏按压和人工呼吸，同时尽快与急救中心联系，使患者尽快得到抢救

运送急性心肌梗死患者安全到医院

如果冠心病患者在医院外发生急性心肌梗死，有些患者的家人或朋友可能会尽快把患者送往医院，这样导致的结果就是患者有可能在途中还没有到达医院之前就已丧失性命。所以，当急性心肌梗死发生后，作为患者的家属或朋友首先要做的不是马上将其送往医院，而是就地抢救。如果抢救及时，可能会挽回患者的生命，大大地减少病死率。凡是要送往医院的患者，最好具备如下条件：①患者安静，基本不痛。②血压稳定，呼吸正常。③心率在 60～100 次/分，无心律失常。一旦达不到这些要求，又感到无能为力时，还是应及早呼叫 120，及早送医。

患者用的救护车最好是有监护或急救设备的救护车，以便在转运途中继续进行有效的急救。注意：一定要轻稳将患者平放在担架上，抬上救护车，同时提醒司机注意行车路线，防止颠簸。跟随的医护人员应做好救护车内的急救药品、氧气、照明、输液等准备工作。有条件者，在确诊急性心肌梗死后，应尽早（在家中或救护车上）进行静脉溶栓治疗。

在救护车出发前，可打电话与有关医院联系，让其做好接诊的准备工作，以使患者入院后及时得到治疗。

专家提示

对地面转运时间超过 90 分钟的患者，有条件时应考虑采用直升机转送，这样做一方面比较安全平稳，另一方面可以使患者尽早得到有效的救治。

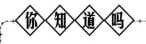

心梗急救歌

急性心梗不要慌，首先镇痛并吸氧。

烦躁不安用安定，室颤猝死注意防。

利多卡因是首选，静注静滴要适量。

溶栓抗凝及早上，心脏介入效最强。

心脏减负心得安，减慢心率防耗氧。

心衰主要减负荷，早期缓上洋地黄。

静卧大便要通畅，不要急于下病床。

心肌梗死患者的康复治疗

因心脏病发作而受损的心脏，对全身都有影响。如果恢复顺利，一周就出院的话还好；若住院时间延长，患者为保护心脏几乎都躺在床上，则整个身体功能会明显衰退。患者因患重病精神上亦受到重大的创伤，所以还要进行心理疏导。为了回归社会，恢复原来的工作等，就需要康复锻炼。康复锻炼有助于患者恢复原来的生活。

患者入院后若无并发症，则在介入治疗成功的次日起，可在病房工作人员的指导下进行少量体力活动。即使有并发症，也要根据症状的轻重、心电图变化情况、血压和脉搏的反应、冠状动脉造影所见等，开始进行少量的康复锻炼。

患者可在已取得物理疗法和锻炼疗法资格的专业人员、护士的帮助指导下进行训练。可以做轻运动来活动因静卧而变得不灵活的骨骼肌，加快血液循环。能够步行时，下肢肌肉的收缩运动既有助于血液循环，又可避免肺栓塞等造成猝死的严重并发症。

在床上什么也不做的静卧是很痛苦的事。有的患者因压力大而患上焦虑，称为 CCU 综合征。康复锻炼有助于解除这种精神压力。

症状稳定时，可每天逐渐加大运动量维持较好的心肺功能，早日恢复健康。

专家提示

锻炼可抑制心率的增加，减少血压的上升，也可使耗氧量减少，提高工作效率。效率的改善也促使心肌缺血不易发生，增加安全性。

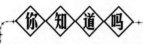

含服硝酸甘油过程中的注意事项

（1）坐位或卧位含药，避免站立位含药，否则容易因脑供血不足发生晕厥。

（2）不应将药片咽下。舌下含服硝酸甘油起效快，吸收后不容易被肝脏破坏，比咽下效果更好。

（3）药片难以在口腔溶解时，可将药片嚼碎后再含服，这样可以加速起效并提高疗效。

（4）注意药物的副作用。因硝酸甘油为血管扩张剂，所以多数患者含服后会出现头痛、头晕、面红、心慌等反应，初次用药或较年轻患者更是如此，但这些反应出现时间短暂，一般不经处理即可很快消失。

（5）硝酸甘油作用时间短，含药后半小时作用基本消失，故为了防止心绞痛再次发作，应于心绞痛缓解后加服消心痛或鲁南欣康等中、长效制剂以巩固疗效。

（6）如连续含服 2～3 片硝酸甘油仍不能使心绞痛缓解，应考虑有下列几种可能：①胸痛不是心绞痛发作。②已发展为心肌梗死。③硝酸甘油已过期或失效。④长期应用硝酸酯类（硝酸甘油、消心痛、鲁南欣康、丽珠欣乐、依姆多等），身体已产生了耐受性。

第 4 章

生活好习惯，远离心脏病

对大多数心脏病患者来说，他们的疾病与遗传等因素无关，改变不良的生活习惯对他们来说却是"灵丹妙药"。生活节奏的加快带来的是高血脂、吸烟、肥胖、缺乏运动、精神紧张等，这些是导致心血管疾病的主要原因。因此，改变不良的生活习惯是治疗心脏病最重要的措施。

健康测试

你的心功能属于几级

心功能分为四级，其可反映心脏泵功能、供给心脏能量的冠状动脉的储备能力，可用来确定相应的运动量。那么，来看看你属于哪一级？

Ⅰ级：虽有心脏病，但活动不受限制，日常生活中无明显疲劳、心悸、气短、心绞痛。

Ⅱ级：有心脏病，活动稍受限制。安静和轻度活动时无症状，稍做剧烈运动，则会发生疲劳、心悸、心绞痛。

Ⅲ级：有心脏病，对活动有明显限制，安静时无症状，进行较轻的日常活动，则发生疲劳、心悸、气短、心绞痛。

Ⅳ级：有心脏病，不能进行任何活动。安静时也会发生心功能不全症状和心绞痛。

冠心病患者的自我调养

冠心病已严重危害人们的生活，患了冠心病后不能把全部希望都寄托在医生身上，自己在日常生活中也要注意调养。具体做法是：

1. 生活调理

养成健康的生活习惯。注意早睡早起，睡眠要充足，心境要平稳。在日温差变化大时，注意保暖。而且，要避免过度劳累和精神紧张，勿大喜大悲、忧愁郁闷。

2. 饮食调养

饮食不宜吃高脂肪、高胆固醇的食物，应以清淡为主，拒绝如肥肉、猪油、动物内脏、蛋黄、乳酪、黄油等食物。平日烧菜尽可能用植物油，食盐宜少，糖也少吃。蛋白质的补充可食用瘦肉、鱼肉和蛋类。

3. 温水浴疗

专门针对左上肢做温水浴，水温要慢慢升高，从 37℃ 逐渐到 42℃，使局部末梢血管和冠状动脉反射性扩张，改善冠脉循环。

4. 上午吃药，下午锻炼

冠心病患者如果要锻炼，最好不要选择在清晨，下午锻炼最适宜。由心肌缺血和致命性心律失常引起的心脏病急发率和猝死率，以上午 6～10 时最高，尤其是睡醒后的 3 个小时内心脏最容易"闹事"。这段时间也被称为冠心病发病的"清晨峰"，所以，这段时间不宜锻炼，但却是服用药物的最佳时机，就是在清晨和午睡前服用。对冠心病患者来说，最适宜运动相对安全的锻炼时间是下午。患者应做力所能及的体育锻炼，如散步、体操、慢跑等，这样可增强心脑功能，增加冠状动脉血流和建立侧支循环。锻炼要循序渐进和持之以恒，切忌操之过急。

5. 定期进行健康检查

冠心病患者要定期到医院做检查，特别要注意检查有无高血压病、糖尿病等，因为这些病都是诱发冠心病的危险因素，一旦发现患有这些病，一定要密切配合医生，尽早治疗，以控制其进展。

专家提示

许多冠心病患者在生活习惯上从来不注意，只是一味地把希望寄托在医生的身上，这种想法是错误的，实际上很多疾病的产生都是由日常不良的生活习惯所致。

你知道吗

冠心病日常生活护理口诀

饮 食	起 居	心 理	治 疗
饭量应适不宜多，品种应杂不宜单，蔬菜应多荤宜少，容易消化并清淡，吃饭应缓不宜急，喝水应适不宜多	起居适早勿太迟，睡眠适多勿贪黑。感冒最易加重病，注意气候调冷热，劳动应适不宜累，运动应缓不宜剧	心胸宜宽不可窄，情绪宜稳不宜躁，心情宜舒不能悲，脾气宜和不可急，精神放松不必紧，气顺病魔退三分	药应坚持勿零散，品种宜少不宜多。药由医定不自调，注意观察多留心，若有急诊即寻医

冠心病患者的排便护理

对于老年冠心病患者来说，会存在排便困难的情况，极易发生便秘，引发猝死。所以，便秘必须引起老年冠心病患者的高度重视。当然，导致便秘的发生有很多原因，有些患者是因为活动量少，导致肠蠕动慢，不能有效排便；有些患者则是因为不习惯床上排便，导致便秘，或进食过于精细，缺乏纤维素等。

排便困难很容易引起一系列心脏病，像心律失常、心衰、猝死等。便秘是心脑血管疾病死亡的主要诱因，应积极防治。对患者宜进行心理护理及排便指导，创造适宜的排便环境，安置合适的体位，帮助做环行按摩，刺激肠蠕动，帮助排便，养成定时排便的良好习惯。患者应增加摄入粗纤维食物，适当增加饮水量，防止意外发生。

为了防止便秘，心脏病患者在日常生活习惯上要注意以下几点：

1. 饮食安排

喝水能有效地制止便秘，建议便秘的心脏病患者每日晨起喝一杯白开水或蜂蜜水，调整食物品种，增加含纤维素较多的蔬菜、水果的含量，一日三餐粗细粮合理搭配，增加食物容积，以刺激结肠、直肠产生便意。

2. 定时排便

养成每天定时排便的习惯，即使没有便意，也要定时排便，时间长了，便秘就会消失了。

3. 按摩通便

清晨或睡前仰卧位，屈膝放松腹肌，用右手食指、中指、无名指沿肠蠕动方向做环行按摩，每次 10 分钟，每日 2～3 次,可促进排便。

4. 药物治疗

经上述处理无效可选用药物治疗，如口服中成药麻仁丸、芦荟胶囊等，必要时用开塞露、生豆油等。

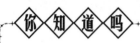

便秘是导致冠心病发作的重要因素之一，所以患者平时要注意饮食、生活习惯，不要被便秘困扰。

你 知 道 吗

冠心病患者起居十要素

患了冠心病并不可怕，只要注意生活中的起居十要素，就完全可以正常生活和工作。

（1）外出时要携带治疗心绞痛的急救药物。

（2）骑自行车时应注意：速度适中，走平坦路面，不逆风硬骑，雨雪天不骑车。

（3）要坚持下午散步等体育锻炼。

（4）不要猛然起床，夜间排尿要慢慢起身，以防突然起来诱发心绞痛。

（5）洗头、洗澡时水温以 35℃～37℃ 为宜，不宜过高或过低。洗澡时间不宜过长，每次不超过 30 分钟，以免加重心脏负担。

（6）上厕所时应选用坐式，便秘时要及时用药，不要用力过猛，以免诱发心绞痛。

（7）睡前不宜吃东西，不喝太多的水，服药后不要立即睡觉。

（8）被褥应宽松舒适、松软，枕头不可太硬太高。

（9）看电视时情绪不要过分激动，以免精神波动影响心脏。不要长时间打麻将、用脑，另外，精神紧张、过度劳累，也极易诱发心绞痛。

（10）饮食以清淡的含脂肪较少的食物为宜，如蔬菜、豆腐、鱼类等。

四季变化与心脏病

四季变化和心脏病有关吗？答案是肯定的。

1.冬天的病死率高

据调查显示，心脏病的病死率，寒冷的冬季高，夏天则低。日本卫生部门的统计显示，冬天的病死率比夏天增加 1.5 倍以上。

为什么冬天的病死率高呢？因为寒冷是使血压上升的原因之一。从温暖的室内来到室外，为适应寒冷的天气，血压就会上升，身体缩成一团，运动不足，血液循环变差。厚重的衣服亦成为身体的负担。冬季也是感冒等上呼吸道感染发病率高的时期，感冒加重可致肺炎，即使未到如此程度，出现的高热也会增加心脏负荷。原有心脏病等疾病的人，此时心脏负荷增加就可能发生危险。

2. 夏季不要忘记补充水分

夏季与冬季相反，穿着单薄，身体容易活动，但患感冒等感染疾病的机会也不少。

炎热的夏天，在长时间打高尔夫球、网球、散步、登山、拔草、干农活等情况下，出汗多，容易脱水，血液浓缩，易产生血栓。可引起急性心肌梗死、不稳定型心绞痛，还可诱发脑血栓和肺栓塞，造成危险。所以，要注意及时补充水分，不要缺水。

3. 春季和秋季要注意调整身体状况

春天和秋天是气温、湿度最容易变化的季节。老年人的适应性差，对环境变化不能很好地适应，身体状况容易发生紊乱，更要注意适当调整。

4. 注意四季中的节日活动

一年中的各种节日活动与身体健康状况关系很大。欢度新年、人事变动、搬运东西、休假旅游、亲朋聚会等，均可造成危险。

专家提示

　　年轻人似乎无所谓，岁数大的人则要注意自己的年龄，做力所能及的事，过分勉强就会诱发心脏病，甚至造成猝死。因此，心脏病患者不要逞强好胜。

早餐不要马虎，生活在于呵护

　　美国学者将早餐列为健身的一项措施，有其一定的道理。在日常生活中，一日三餐的安排，最重要的是早餐。俗话说，"一年之计在于春，一日之计在于晨"。一般上午的学习、工作强度比下午大得多，体力、脑力消耗大，所需能量也多。早餐马马虎虎，有的人甚至不吃早餐就去上学、上班，能量摄入不足，或者没有，就不能满足人体需要，易使人发生疲劳。久而久之，体质下降，诱发疾病。美国医学家指出，不吃早餐对健康有害，尤其对冠心病患者危害更大。心脏病患者每天的早餐十分重要，并建议进食一些水分充足的食品，以减少心脏病的突发和对其他器官的危害。这项研究成果是美国科学家近年来根据一些医院多年来收治心脏病患者的病历调查发现的。许多患者是在起床后 2 小时未进早餐而发作的，这种情况下发病率较平时的发病率要高 1 倍以上，这是因为患者因较长时间没有食物摄入，血液的黏稠度增加，从而导致流入心脏的血液流速减慢，血液就容易凝固，加之血容量的不足，就易引起心脏病的发作。

此外，在一些人的头脑中还存在着一种错误的观念，认为少吃一顿早餐可以控制体重，达到减肥的目的。其实，不吃早餐减肥的方法对人体有百害而无一利，更不会有减肥效果，对一些身体肥胖的冠心病患者来讲更是不可取。

专家提示

基于上述情况，我们每一个人，特别是冠心病患者要做到三餐有节，合理膳食，在有节律的生活中预防冠心病的发生。

家庭主妇小心你的心脏

一般来说，女性比男性较不容易患心脏病。

据报道，心脏病中占半数以上的冠心病，男性患病人数就较女性多出 3～4 倍。不过这项调查是以更年期前的女性为对象，超过某个年龄，女性患冠心病的概率就变得和男性差不多。

为什么女性的心脏较强呢？可惜的是目前医学上还没有明确报道。不过推究其理由，因为女性有雌激素保护，喝酒、抽烟较少，血管内膜较薄，所以不容易引起动脉硬化。虽然女性较不易患动脉硬化，但也不可因此而粗心大意。

三餐饭后小睡片刻容易招来肥胖，更对心脏不好。而且，家庭主妇每天都重复地做相同内容的单调工作，时间一久，家庭主妇在情绪上就容易低落。如此一来，除了体能上的疲劳，精神方面也因无法缓解渐渐积压的疲劳，不知不觉地就有了心理压力。而肥胖和心理压力可以说是诱发心脏病的两大危险因子。

所以，日常性的家务劳动尽量在中午以前快速处理，下午则是自由时间。晚上一家人欢聚一堂时彻底放松身心。如此这般地将一天划分成三个时段。除此之外，每项工作之余，应进行适当的运动来消除紧张、压力。具体做法是：

（1）工作完毕后，可以做简易体操：将背部对着桌子，站立，两手放腰部，一边弯曲身体，一边将头朝后仰。

（2）家庭主妇劳动时可以做的体操：利用脱水或清洗衣物的时间，两手放在洗衣机盖上，两脚稍往后退，臀部翘起，利用腰力将胸部上下移动。这样可以让胸部及肩部的肌肉变得柔软。

（3）晒衣服时可以做的体操：两手伸直过头部，并保持这个状态。然后，由膝部到胸部，按顺序，将身体朝后弯曲 $1°\sim2°$，重复这个动作。这个运动对消除腹部赘肉相当有效果。

专家提示

如果你是一位家庭主妇，那么就要注意预防冠心病。

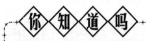

冠心病患者工作中三注意

（1）不能参加重体力劳动。

（2）不能从事精神紧张，特别是负有生命责任的工作，如司机、飞机驾驶员等。

（3）工作中应注意休息，如心率超过每分钟110次或出现脉律不齐时，应休息。工作中如出现心慌、气短、胸痛，应立即停止工作。

晨饮一杯水好处多

有关资料显示，喝水有助于健康，尤其是心脏病患者，每天早晨饮一杯温开水，并且做到持之以恒，对身体有很多好处。

1. 有助于排便

每天早上喝一杯温开水可有效防止便秘，由于胃肠得到及时的清洗，粪便不会瘀积干结，因而不易发生便秘。我们知道便秘是诱发心脏病的重要因素之一，预防便秘的产生能降低心脏病的发病率。

2. 利尿作用

清晨空腹饮水15～30分钟后就有利尿作用，这种作用迅速而明显。

3. 排毒作用

很多人都有晚餐吃得过饱的习惯，这样很容易产生更多的毒素，此时就需要尽快排出体外。而大多数人晚上不愿意多喝水，怕影响睡眠，这样更加剧了有害物质的堆积。所以，早晨起床应及时饮水，以便促进毒素排出。

4. 预防高血压、动脉硬化

若在早晨起床后马上喝杯温开水，可把前天晚餐吃进体内的氯化钠很快排出体外。平时饮水多、爱喝茶的人患高血压、动脉硬化的发病率就低。反之，早晨吃干食、平时又无喝水习惯的人，到老年时高血压、动脉硬化发病率就会相对增高。

5. 预防心绞痛

人在睡眠中有汗液和尿液的排泄，使体内的水分损失较多，早晨起床后，体内往往处于相对缺水的状态，这时血液变得浓稠、黏滞，血管也因睡眠中血流量减少而变得细小，这会导致冠状动脉发生急性供血不足，甚至发生闭塞。因此，冠心病及心肌梗死多发生在清晨及上午 9 时左右。这时如喝上 1 杯温开水，就能降低血液的黏稠度，使血液正常循环，从而有效地防止心绞痛和心肌梗死的发生。

专家提示

饮水应以温白开水为好，饮水量一般为 200～400 毫升，过多饮水会影响进食早餐，故要适量。

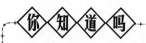

喝好三杯"安全水"

患有冠心病的老年人除注意平日饮食、生活习性外，还需补足体内水分，最好喝上三杯水。

三杯水应选择在什么时候喝呢？第一杯水是在清晨醒后喝，这杯水非常重要，因为早晨是人体生理性血压升高的时刻，患者血小板活性增加，易形成血栓。起床后的2～3小时是冠心病发作的危险期，所以起床后的第一件事就是喝一杯水，可稀释黏稠的血液，改善脏腑器官血液循环，防止病情发作；同时还有利于胃和肝肾代谢，增加胃肠蠕动，促进体内废物的排出。

第二杯水是在睡前半小时喝。

第三杯水是在深夜醒来后喝。由于脑血栓和心肌梗死多发于午夜2时左右，患者应在深夜醒来时喝下第三杯水，尤其是在出汗多的夏季或出现腹泻、呕吐症状时。

冠心病患者性生活九注意

冠心病患者在过性生活时，应注意以下几点：

（1）要消除对性生活的紧张感、恐惧感和过度兴奋，过轻松镇静的性生活。

（2）掌握性生活的频率。心功能较好的患者，可以根据以往性生活的习惯和身体情况，适当减少性生活的次数。心功能较差的患者要节制性欲。

（3）心肌梗死患者在发病后 3 个月内需卧床休息并只能从事轻微的活动，应禁止过性生活。待恢复日常生活能力后，才能恢复性生活。

（4）饱餐、饮酒和服用兴奋剂会增加心脏负担，切勿在饱餐、饮酒和服用兴奋剂后过性生活。

（5）为防止过度紧张或者可能发生心绞痛等症状，可以在性生活前预防性服用安定片和硝酸甘油类药物。如果在性生活过程中出现胸痛、胸部紧束感、呼吸困难或者头晕、恶心等症状，应立即停止性生活，并迅速服用抗心绞痛药物。

（6）进行性生活时，应避免过分冲动和过度延长时间。

（7）进行性生活时，可以选择夫妇都比较便于放松的体位。

（8）必须禁止疲劳紧张后过性生活。

（9）有些药物可能对性欲和性功能产生不良影响，如抗高血压药、抗精神病药以及抗抑郁药、镇静安眠药等，严重者会导致性欲减退、勃起不坚甚至阳痿，女性则阴道干燥。因此，如果较长时期用药后出现性功能障碍者，在排除其他因素后应考虑用药的影响，如果病情允许则应逐渐减少服药剂量。

专家提示

冠心病患者如果要过性生活，一定不要过于勉强，要根据自己的身体情况量力而行。

冠心病患者的睡眠保健

睡眠具有解除疲劳和恢复体力的作用，然而心血管疾病患者在睡眠中却可能发生呼吸失调、心肌缺血、心律失常甚至死亡。据统计，美国每年在夜间约有 20 万人发生急性心肌梗死，3.75 万人发生猝死，其中约有 88％的猝死与自主神经功能紊乱有关。20％的心肌梗死、15％的心脏性猝死发生在午夜至早晨 6 时之间。据国内对冠心病患者发病情况的监测，发现冠心病昼夜 24 小时的病情变化有一定的规律。上午 10 点至下午 2 点，冠心病发作的危险性最小；夜间零点至 1 点，冠心病发作的危险性最大。冠心病患者夜间发作前常先做梦，梦中情绪激动，血压升高，呼吸加快，心率加速，这样就导致心脏负担加重，从而引起心绞痛和心肌梗死的发作。冠心病患者入睡后，并发睡眠呼吸暂停综合征或者打鼾也是潜在的危险因素，与生命衰竭相关。

就冠心病患者的睡眠保健而言，有以下几点建议：

（1）侧卧位可以使部分睡眠呼吸暂停综合征患者的呼吸暂停和呼吸不全有所缓解。

（2）根据个体的生物节律安排睡眠时间，可以保证充足、有效的睡眠时间。

（3）避免在有效睡眠时间内实施影响睡眠的医疗、护理操作，以免干扰睡眠周期的自然过程。

（4）生理性快动眼睡眠有助于机体的身心康复，快动眼睡眠的剥夺会使人产生烦躁、焦虑、易激怒等精神改变。应当避免服用可以抑制快动眼睡眠的药物如苯丙胺、导眠能、速可眠、戊巴比妥、苯海拉明等，保护快动眼睡眠。

（5）根据睡眠中心绞痛和心律失常的易发时间，采用药物作用时间与发病时间相协调的服药法，针对室性早搏出现的时间规律，适当调整服用抗心律失常药物的时间，使药物发挥疗效的最佳时间开始于室性早搏出现前，持续作用于室性早搏易发时间内，预防和减少睡眠中的病情突变。

（6）在心搏量稳定的条件下，心动过缓能使心排出量下降，这是引起心绞痛、心力衰竭以及室颤的潜在危险因素。因此，在临睡前，对无用药禁忌证的患者可以遵医嘱口服普鲁本辛或者山莨菪碱片，以调整自主神经功能紊乱，预防因迷走神经张力过高而引起的重度窦性心动过缓。

（7）避免强的声、光、室温刺激，创造良好的睡眠环境。

专家提示

对冠心病患者来说，睡眠不仅体现在量上，更要注重睡眠的质量。

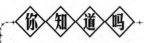

午睡能预防冠心病

科学的睡眠有助于预防冠心病，尤其午睡对冠心病有很好的预防作用。每天午睡 30 分钟，可使冠心病发病率减少 30%。有些冠心病发病率高的国家，其原因之一就是缺少午睡；而有些发病率低的国家，与有午睡习惯是分不开的。午睡是人体的生理需要，能使大脑和身体各系统得到放松与休息，可促进体内激素分泌平衡，使心血管系统舒缓，降低人体紧张度，从而能够缓解疲劳，有利于心血管系统健康。有专家把午睡形象地比喻为最佳的"健康充电方式"。但午睡时还须注意以下几点：

（1）午餐后不宜立即午睡。因为吃完午饭后，有大量的血液流向胃，血压下降，大脑供氧及营养明显下降，易引起大脑供血不足。所以，应一般休息 20 分钟后再午睡。

（2）午餐不能吃得过饱，也不宜吃油腻的食物。因为吃得太饱，会影响心脏正常收缩和舒张；吃得太油腻，则会增加血黏稠度，加重冠状动脉病变。

（3）睡姿应取头高脚低、右侧卧位，以减少心脏压力，防止打鼾。需注意的是坐位及伏案睡有害，会加剧脑缺氧。

（4）午睡时间过长、过短都得不到充足的休息。所以，午睡应以 1 小时左右为宜，起床后先在床上做轻度活动，慢慢坐起，在心前区、胸部做 5～10 分钟按摩，然后下床喝一杯水。

冠心病患者日常生活三注意

1. 看电视要讲究

对于老年冠心病患者来说，看电视也有讲究。有一项调查，如果看娱乐性的节目时，心电图无任何异常；而在观看惊险的节目时则心率加快，有 76% 的人心电图明显异常。所以，心脏病老年患者，在看电视时要有选择性地看，可看一些内容轻松愉快的节目，不要看惊险恐惧的片子和竞争激烈的体育节目。尤其是自身患有心脏病，有胸痛、胸闷等症状，也偶有心律失常者，更不宜看惊险、紧张、恐怖性的电视节目，以免因精神紧张、情绪激动而加重病情，诱发心绞痛或心肌梗死。

当然，看电视时除了有选择性地看之外，声音也不要开得太大，看电视的时间也不宜过久，持续时间最好不要超过 2 小时。无论看什么节目，都不要过于"投入"而"目不转睛"，要采取欣赏和消遣的态度，使身心始终处于放松状态。每看半小时，要活动一下身体，闭目养神一会儿。

2. 乘飞机要三思

飞机是现代化的交通工具，乘坐条件也越来越好。乘坐飞机能使冠心病患者减少旅途的疲劳，对冠心病患者的旅行是有益的。

一般来说，如果日常活动无明显不适，无明显心绞痛发作的冠心病患者，是可以坐飞机的；如果患有急性心肌梗死或者严重的心律失常及心力衰竭、频发心绞痛、血压过高等患者，均不宜乘坐飞机。一是因为飞机升降时的"离心"感觉，有时会诱发心脏病急性发作；二是因为在乘坐飞机时，治疗条件毕竟有限，很容易延误治疗。

所以，冠心病患者在乘飞机前，最好先到医院进行检查，征求医生的意见，乘飞机时应随身携带必要的药物，以防万一。

3. 骤响闹铃和电话铃声要注意

惊恐对心脏不好，事实确实如此。"吓一跳"会对心脏产生很大的刺激，影响心脏正常功能的发挥。所以，如果这种惊恐长期持续，不知不觉中就会因承受不了这种负担而导致心脏病。

举日常生活为例，睡前将闹钟放在枕边，这对心脏极其不利。当在酣睡中闹铃一响，无论谁都会觉得突然，也可能有一部分人由于过度害怕而受到惊吓。有一部分人在惊吓的瞬间感觉心悸、脉搏加快，这种情况下的惊吓就足可引起心律失常。同样，睡眠中电话铃声响起也会引起惊吓，这对心脏同样不好。

骤响闹铃和电话铃声对心脏不利。所以，应将它们设置成八音盒或其他较柔和的声音，以减轻心脏负担。

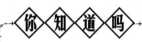

心肌梗死是一个突发性的疾病，且容易受种种因素的影响。为了有效地预防心肌梗死的发生，冠心病患者在外出时，要随身带上保心丸、硝酸甘油等急救药物。

你 知 道 吗

备"应急卡"关键时刻起作用

为做到有备无患，冠心病患者一个人外出时，还要佩戴一张应急卡片，简称"应急卡"，以防不测。

"应急卡"可由一张方形硬纸制作，随身携带。卡片上列出自己的姓名、年龄、电话、住址以及紧急联系人的电话等，卡片上同时还要写清楚自己的病情，例如："我患有冠心病，当您发现我行动失常或者难以自主时，可能我的病情发作了！这时，请您不要害怕，麻烦您尽快从我的口袋里取一片硝酸甘油，并尽快拨打120，同时通知我的家人，谢谢您了！"

用这种简单的话告知对方你现在的病情，在遇到不测的时候，尽快从口袋里取出，可使他人或医生能迅速而准确地了解你的病情，从而给予及时并且正确的急救处置。

心脏病患者洗澡应使用淋浴

有人说，在浴池里洗澡对心脏病患者不好，其实并非如此。只要掌握正确方法，一些严重的心脏病患者也可以在浴池里洗澡。在浴池里洗澡是一种全身运动，浴池中的水温以高出体温4℃～4.5℃为宜，洗浴时间不能太长。

如果浴池的水太热（43℃以上），血管短暂地收缩然后扩张，血液循环加快，心脏负荷突然增加。在热水中洗澡还可能使血压急剧上升，易发生脑出血及心绞痛。从浴池里刚出来时血压也有短暂的上升，应引起注意。

而浴池的水温在39℃～41℃的时候，血管不会发生急剧的反应，血压也不会发生特别强的变化。身体代谢缓和，肌肉松弛，心情舒畅。所以，温水浴对人体是有益的。

另外，如果身体浸泡在水中深度达到颈部时，由于水压作用于胸部，呼吸受影响，呼吸面积减少，心脏负担加重。所以，心脏不好的人不要浸泡到颈部，应浸泡到腰部。

心脏病患者洗淋浴是最理想的，因为洗淋浴体力消耗少，且有镇静作用。另外，老年人也不宜进入桑拿等高温环境，虽然本人可能感觉良好，但也有可能发生意外。总之，应时刻将预防为主放在心上。

老年人不要在浴池的水刚烧好的时候洗浴。因为，浴室的温度和浴池里水的温度差距较大，此时进入浴池中可能使血压急剧上升。

专家提示

心脏病患者在洗澡时，要时刻把预防心脏病发作放在心上。

冠心病患者能拔牙吗

冠心病患者拔牙时应持慎重态度，因为拔牙时会因剧烈疼痛、精神紧张等诱因，诱发心绞痛或心肌梗死。所以，冠心病患者需要拔牙时应注意以下几点：

（1）拔牙时冠心病患者应提醒牙科医生，自己患有冠心病，可选用针刺麻醉或利多卡因，尽量不要用肾上腺素，以免引起心动过速而诱发心律失常或心力衰竭。

（2）冠心病患者牙痛时，首先要排除异位性心绞痛。其方法是含化硝酸甘油后，如疼痛在数分钟内消失，应考虑为心绞痛，如仍不能缓解则应考虑是牙痛。

（3）有冠心病心绞痛的患者，应先由内科治疗，待病情稳定后再拔牙。拔牙前可口服长效硝酸甘油片，同时身边要有抗心绞痛药，必要时口腔科医生和心血管内科医生应密切配合，并在心电图监护下拔牙。

（4）拔牙前应在医生的指导下服用适当的镇静剂，做到充分休息，不要空腹或饱餐后拔牙。

（5）拔牙前后，应予以预防感染处理，以免由于抵抗力下降而形成创面感染。

（6）麻醉要安全，操作要熟练，动作要轻巧，尽可能减少疼痛刺激、出血或损伤，以免引起精神紧张和血压波动，导致冠心病发作。

冠心病患者有下述情况，一般不宜拔牙：①近期内心绞痛频繁发作。②半年内患急性心肌梗死。③近期有心力衰竭。④有严重频繁的心律失常，如频繁的房性或室性早搏呈联律者或为多源性室性早搏。⑤Ⅲ度房室传导阻滞。⑥严重的窦性心动过缓。⑦未控制的高血压，如收缩压大于年龄＋120毫米汞柱，舒张压大于120毫米汞柱。⑧服用较大剂量阿司匹林等抗血小板药物或抗凝治疗。

专家提示

如果拔牙处理不当，有的患者会引起出血，有的患者可诱发心律失常或使原有心律失常程度加重。所以，拔牙时要慎重。

过分静养不利于恢复

患心衰的患者一般休养 7～10 天就可以了。静养时全身的血液需求量减少，可以减轻功能衰弱的心脏负担，这是非常必要的。轻度的心衰，只要减少活动量，限制饭量就可以了；重度心衰必须卧床休息。除重度心衰以外，过分的静养反而不利疾病的恢复，而且可发生其他的并发症。长期静养容易发生血栓性静脉炎、肺炎、褥疮等病。

长时间闲聊、过饱及睡眠不足都对疾病不利。胃充满的时候，向上压迫膈肌，影响心脏活动，从而产生心悸、气短症状。

有时睡眠不好是由于晚饭吃得太晚造成，故吃饭时间要有正常的规律，少食多餐，多吃一些易消化的食物。

多吃肉食会使血液黏稠度升高，且使蔬菜、水果进食量减少，故应注意饮食的平衡。

进餐过多会加重心脏负担。当一次就餐量过大时，心输出量增加 25%。这时血压略有上升，更加重了心脏的工作量。

心绞痛患者餐后稍有活动或不活动就可诱发心绞痛，说明患者病情严重，冠状动脉有多支病症。心肌梗死也易发生在餐后，这都基于以上因素的影响。

专家提示

有的心衰患者习惯于长期静养，切记，过分静养反而不利于疾病的恢复。

第 5 章

预防心脏病，饮食要健康

　　心脏病与饮食之间存在着密切的联系，饮食结构能在很大程度上决定是否会发生动脉硬化和心脏病。因此，健康饮食是预防心脏病的一个重要手段。

健康测试

自测心脏病的危险性

从以下 16 道选择题中，选择符合自身的饮食现状，可告诉你患心脏病的危险性，又能帮助你调整生活习惯。

1. 对高脂肪食品：

A. 经常食用（＋4 分）

B. 有时食用（＋2 分）

C. 不常食用（0 分）

2. 对水果、蔬菜：

A. 很少食用（＋4 分）

B. 有时食用（＋2 分）

C. 经常食用（0 分）

3. 对于抽烟：

A. 每天 1～2 包（＋6 分）

B. 每天半包（＋4 分）

C. 戒烟不足两年（＋2 分）

D. 不吸烟（0 分）

4. 对于饮酒：

A. 天天饮酒，每次 1000 克啤酒或 150 克以上白酒者（＋4 分）

B. 每周 5 次，每次 1000 克啤酒或 150 克白酒者（＋2 分）

C. 不饮酒或适量饮酒者（0 分）

5. 对糖果、糕饼等甜食：

A. 经常食用（＋3 分）

B. 有时食用（＋1 分）

C. 不常食用（0 分）

6. 对咖啡：

A. 每天喝 3 杯或 3 杯以上（＋3 分）

B. 每天喝 1～2 杯（＋1 分）

C. 不喝（0 分）

7. 对植物蛋白（如豆类及其制品）：

A. 不常食用（＋3 分）

B. 有时食用（＋1 分）

C. 经常食用（0 分）

8. 关于血压：

A. 在 180/100 毫米汞柱以上（＋8 分）

B. 150/90～180/100 毫米汞柱（＋6 分）

C. 140/85～150/90 毫米汞柱（＋4 分）

D. 120/75～140/85 毫米汞柱（＋2 分）

E. 120/75 毫米汞柱或以下（0 分）

9. 关于胆固醇：

A. 胆固醇含量达到 320 毫摩尔/升以上（＋12 分）

B. 290～319 毫摩尔/升（＋10 分）

C. 191～230 毫摩尔/升（＋2 分）

D. 190 毫摩尔/升或以下（0 分）

10. 关于糖尿病：

A. 患糖尿病（＋4分）

B. 血糖稍高（＋2分）

C. 血糖正常（0分）

11. 心脏病家族史：

A. 父母辈45岁前有死于此病者（＋14分）

B. 父母辈60岁以前有死于此病者（＋2分）

C. 家族中无死于心脏病者（0分）

12. 工作性质：

A. 脑力劳动（＋3分）　B. 体力劳动（＋1分）

13. 体育锻炼：

A. 不参加（＋6分）

B. 偶尔参加（＋4分）

C. 每周5次以下，每次不足半小时（＋2分）

D. 每周5次以上，每次半小时以上（0分）

14. 疲劳感觉：

A. 经常有（＋8分）

B. 有时有（＋4分）

C. 无（0分）

15. 关于性格：

A. 情绪受压抑（＋4分）　B. 遇事易激动（＋2分）

C. 性格豁达，处事泰然（0分）

16. 关于体重：

A. 超出正常体重30％以上（＋4分）

B. 超出正常体重 10％～20％（＋2分）

C. 体重正常或接近正常（0分）

测试结果

将以上问题所得分数累加起来，所得总分与患心脏病危险的关系如下：20分，患心脏病的危险很小；21～50分，有一定可能患心脏病；51～70分，有50％患心脏病的可能性；71分以上者，非常危险，有很大可能患心脏病。

冠心病患者的饮食原则

冠心病患者应遵循以下饮食原则：

1. 饮食要多样化

冠心病患者在营养方面的特殊要求是：低热量、低脂肪、低胆固醇、低糖、低盐和高蛋白质、高维生素，以及适量的微量元素。要达到上述合理营养的要求，就应该提倡荤素搭配、粮蔬搭配、粗细搭配和经常"调换花样"，不要"偏食"。过去，素有"食不厌精"之说，从现代医学的观点来看，这是不科学的。应提倡"食不厌杂"，越杂越好。

特别强调指出的是，主食中要多食用五谷杂粮。这是因为，它们含有大量的蛋白质、糖、维生素、矿物质等，还含有丰富的维生素 E，这些物质对冠心病患者是很有利的；几种食物混合食用时，由于各种食物蛋白质中的氨基酸混在一起，可以取长补短，其营养价值更高。对于患有冠心病的患者来说，经常食用这类食物，无疑是有益无害的。

"食不厌杂"不能与不讲究营养混为一谈，其实质在于合理营养，即要求饮食中基本营养素的比例要合理，所必需的物质含量要充足。以这一原则为指导调配的饮食，称为"平衡膳"，是冠心病患者的理想食谱。

2. 饮食宜清淡

冠心病的发生与饮食结构和习惯有着密切的关系，尤其是大量摄入饱和脂肪含量高的食物，会使血液中的胆固醇、脂肪酸和血浆脂蛋白的含量升高，这是导致冠心病发病率升高的重要原因。因此，医学家和营养学家们都把控制膳食中富含脂肪和胆固醇食物的摄入量作为防治冠心病的一条重要措施。无论从营养学、生理学或病理学、医药学的角度，还是从循证医学的证据来看，冠心病患者的饮食一定要清淡，忌浓厚油腻食物，如浓猪脚汤、浓鸡汤、肉汤等，要注意限制动物脂肪的摄入量，控制动物性油脂的摄入量，炒菜尽量用植物性油脂，少吃肥肉，多吃瘦肉，以防止人为地使病情恶化。现实生活的经验证明，在冠心病患者的食谱中，牛肉比猪肉好，兔肉要比猪肉、牛肉、羊肉好，猪肉中瘦肉比肥肉好，禽肉比畜肉好，仔禽又比老禽好。

冠心病患者每天摄入的食盐量应该控制在 5 克以下，合并有高血压的更应该限制食盐的摄入量，建议食盐的摄入量每日小于 3 克，炒菜宜少盐多醋。并可以多选用含钠量低、含钾量高的食物，诸如大米、小麦片、无碱馒头、面包、瘦肉、白菜、菜花、莴笋、冬瓜、苹果、梨、桃、梅子、紫葡萄等。

3. 少吃多餐，未饱先止

饮食过量，对冠心病患者的危害是显而易见的。进食过饱，胃肠道需要大量血液供给以利于食物的消化和营养的吸收，心肌的供血量相对也就会减少，进而加剧了冠心病患者本已存在的心肌供血不足现象；吃得过饱还可致上腹饱胀，使横膈上升，胸腔内压力升高，进而压迫心脏，阻止血液返回心脏，进一步损害心脏的功能，并影响肺的呼吸功能。有文献报道指出，发生急性心肌梗死的冠心病患者中，有 60% 以上是因饱餐而诱发的。因此，为了避免饱餐后发生心绞痛和急性心肌梗死，冠心病患者应以少吃多餐为原则。尽量多吃些容易消化的食物，进食速度不宜快，最好是细嚼慢咽，吃八成饱即可。这样，既可以保证患者有足够的营养补充，又可以减轻心脏负担，避免因暴饮暴食而诱发心绞痛和心肌梗死。

有些冠心病患者对自己不负责任，逢年过节或者以其他借口狂饮暴食，往往弄得上吐下泻，甚至诱发急性心肌梗死、心力衰竭，乃至猝死。要知道，与健康人相比，冠心病患者的消化功能、解毒能力、血管弹性都有所减退，经不起狂饮暴食的冲击。因此，为了珍惜自己的生命和家人的幸福，冠心病患者应该牢牢记住"切忌狂饮暴食"。当然，也不能盲目地采取"节食法"来调理冠心病，那样也会适得其反。

在餐次安排上，应该少食多餐。每日应以早餐和午餐为主，晚餐量要控制。因晚餐后活动量减少，离睡觉时间近，应尽量吃易于消化的半流质食物，不要吃油腻或难以消化的食物。对某些患者来说，每昼夜安排 4～6 次就餐可能比较合理，能消除饥饿感，抑制食欲。

4. 克服吃零食的习惯

值得一提的是，冠心病患者不应养成"好吃零食"的习惯，有这种习惯的人也应该加以纠正。因为爱吃零食，会使胃肠道长期处于紧张状态，得不到休息，并增加心脏负担。而且吃零食尤其是甜食，会使血液中的葡萄糖含量升高，这对患有心血管疾病的人来说是不利的。而冷饮冷食对高血压病、动脉粥样硬化症、冠心病弊多利少，也应适当控制。另外，当冠心病患者看到别人吃零食而馋嘴时，应该理智地提醒自己，并加以克服。

5. 以蔬菜为主，辨病施膳

冠心病患者每天的膳食应选择有利于冠心病的蔬菜。比如能降脂的蔬菜，像芹菜、红萝卜、白萝卜、西红柿、黄瓜、苦瓜、花生米、大蒜、香菇、慈姑、海带、紫菜等。炒菜时应当按照以下原则选择油类，如血脂偏高者可用菜油、花生油等；血脂不高者可选用猪油来炒菜，以利疾病早日恢复。

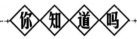

冠心病已成为死亡的主要原因，且冠心病与营养不平衡有一定关系。因此，合理地调整膳食是防治冠心病的重要措施。

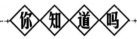

减少食盐摄入的诀窍

（1）掌握食品的含盐量。

（2）只对一个菜重点放盐。

（3）食用海带、紫菜煮的汤。

（4）使用低盐调味品。

（5）熟练使用其他调味品。

冠心病患者的合理膳食

冠心病患者合理膳食尤须注意以下事项：

1. 多吃蔬菜、水果

这是个永恒的话题，即使是正常人也应多摄入蔬菜和水果。因为蔬果中含有丰富的维生素，也是少量钙、钾、纤维素的主要来源，这些元素能降低人体对胆固醇的吸收，有效预防和治疗心脏病。蔬菜一天的摄入量应该在 400～500 克为宜，水果在 100 克为宜。

2. 勿吃得过多、过饱

应少量多餐，不吃过油腻和过咸的食物。

3. 完善膳食平衡，控制吸收的总热量

肥胖是诱发冠心病的重要因素，肥胖者并发冠心病较正常体重者多，因此患者要防止肥胖，使体重保持在标准的范围之内。

4. 控制脂肪与胆固醇摄入

随着生活水平的提高，人们的膳食结构也开始慢慢发生变化，肉、蛋等摄入量不断增加，导致饱和脂肪酸和胆固醇的摄入量过多，这些都是诱发高血脂的主要膳食因素。高血脂又是冠心病的主要诱因之一，所以要控制脂肪的摄入量。

5. 适当增加植物蛋白的摄入量

尤其是大豆中的蛋白质占总热能的 12％ 左右，其中优质蛋白占 40％～50％。优质蛋白的摄入中，以动物性蛋白和植物性蛋白各占一半为宜。

6. 控制糖的摄入量

糖吃多了容易引起各种病症，部分可能转为脂肪，故应相应地减少脂肪的摄入量，尽量少吃纯糖食物及其制品。

7. 每日摄入食盐量不宜超过 6 克

要注意并不只是食盐里含有钠，5 毫升的酱油里也含有 1 克的钠盐。应尽量减少咸肉、罐头、火腿、加碱发酵食品等高钠食物的摄入量。

专家提示

许多冠心病患者听医生说"要少吃高脂肪、高胆固醇食物"，于是在饮食方面万分小心，甚至对自己苛刻到了对肉类、鸡蛋和牛奶不敢沾的地步。有些人连植物油都吃得很少，长期与青菜、萝卜之类的素食为伍，以为这样就可以远离心血管疾病的困扰。

其实，冠心病患者不需要过分限制饮食，应适当进食一些瘦肉、鸡、鱼、蛋、奶及红枣、桂圆等有助于补血的食物；并注意保持营养平衡，合理搭配饮食，才能增强对各种疾病的抵抗能力。

你知道吗

蔬菜中的"降脂大将"排行表

蔬菜	功　　效
芹菜	芹菜具有较高的营养价值，含有丰富的维生素和矿物质，能增强胃肠蠕动，有很好的通便作用，能帮助排除肠道中多余的脂肪。经常食用芹菜的人，体内胆固醇的含量会显著下降，而且还能明显地降低血压。芹菜含有较多的粗纤维，同时能加速胃肠蠕动，因此年老体弱或胃病日久不愈的患者应减少芹菜的摄入量

蔬菜	功　　效
苦瓜	苦瓜是一种凉性食物，有非常明显的降血糖作用。另外，其含有丰富的维生素 B_1、维生素 C 和多种矿物质，能调节血脂，提高机体免疫力，又有"植物胰岛素"的美称。 食用苦瓜时宜急火快炒，不宜长时间的炖煮
大蒜	大蒜具有明显的降血脂和预防动脉硬化的作用，并能有效防止血栓形成。经常食用大蒜，能够对心血管产生显著的保护作用，因此大蒜又被称为"药用植物中的黄金"。 腌制大蒜的时间不宜过长，以免有效成分遭到破坏。患有消化道疾病、肝病及眼病的患者不宜过多食用大蒜
茄子	茄子皮内含有丰富的维生素 P，有显著的降低血脂和胆固醇的功能。维生素 P 还可以增加毛细血管的弹性，改善微循环，具有明显的活血、通脉作用。此外，茄子中还含有大量的皂草苷，也能降低血液中的胆固醇。因此，茄子对于高血压、动脉硬化的患者来说是理想的食物。 油炸茄子会使维生素 P 大量丢失，因此应避免油炸，或在其表面挂糊上浆后再炸

蔬菜	功效
菜花	菜花不仅营养价值高，而且热量低，食物纤维含量很高，还含有丰富的维生素和矿物质，因此又被称为"天赐的良药"。 菜花含有较多的类黄酮，而类黄酮是一种良好的血管清理剂，能有效地清除血管上沉积的胆固醇，还能防止血小板的凝集，减少心脏病的发生。 蒸食是食用菜花的最佳方式。将菜花在盐水中浸泡几分钟，菜虫就会从其中跑出来，而且还可以去除残留的农药
辣椒	辣椒是一种天然的降脂食物，为什么呢？因为辣椒含维生素 C 的比例很高。维生素 C 可以改善机体微循环，降低毛细血管脆性，同时维生素 C 还能够降低胆固醇的含量。用辣椒调味能促进脂肪的新陈代谢，防止体内脂肪的积存，因而有降脂和减肥的功效。 但是过量食用辣椒会刺激胃肠道黏膜，容易引发胃痛、胃溃疡等疾病。此外，辣椒属于大热之品，高血压患者应慎食辣椒

冠心病患者五宜食物

一宜：食用植物蛋白及复合碳水化合物，前者主要指豆类食品等，后者则主要指淀粉类食物。

二宜：食用富含维生素 C 的食物，因为维生素 C 可以使胆固醇羟基化，从而减少其在血液中的蓄积。

三宜：食用高纤维食物，以保持大便通畅，有宜于粪便中的类固醇及时排出，从而起到降低血清胆固醇含量的作用。

四宜：食用水产海味食物，如海带、海蜇、淡菜、紫菜、海藻之类等，这些食物中除含有优质蛋白和不饱和脂肪酸以外，还含有各种无机盐。它们对阻碍肠道吸收胆固醇有一定作用，同时对软化血管也有一定作用。

五宜：食用植物油，如豆油、花生油、菜油、麻油等。

专家提示

心脏病患者在日常生活中采取科学的饮食方案将有助于早日康复。

心脏病患者饮食四禁区

正确的饮食方式有助于冠心病的康复，因此心脏病患者应注意 4 个误区：

1. 避免高脂饮食、过量的低脂饮食

在一些冠心病患者的意识里，认为在饮食上要避免高脂肪及高胆固醇，于是就过度限制进食肉类、鸡蛋、牛奶等，甚至连植物油都很少吃，以致身体日渐消瘦。这样易导致供应心肌的冠状动脉血液减少，引起心肌缺血。在这种状态下，只有靠加快血液循环来补偿，但是加大血液循环则会加大心脏的工作量，容易形成恶性循环。另外，营养不良性贫血也会导致心脏贫血，对于心脏病患者危害很大。因此，过分强调低脂、低胆固醇饮食的观点是不正确的。

2. 摄取含铁过量的食品

铁是身体不可或缺的重要营养素，但是进食含铁过量的食物容易使人患心脏病。当体内一种基因发生变异时，心脏病发病的可能性会增加 1 倍。而这种基因的变异与一种血色素症有关，这种血色素症会导致患者摄入过量的铁。一般人体内含有 2～4 克铁，而患这种血色素症的患者体内的铁含量高达 20 克。

3. 以高脂肪的食物为早餐

早餐的重要性可想而知，所以早餐一定要吃好。但是，早餐摄入过多的脂肪会诱发心脏病。也就是说吃什么样的脂肪，是动物油还是植物油，对诱发心脏病倒没有什么关系，重要的是摄入的量。因为高脂肪含量会造成凝血因子的上升，从而导致凝血酶急剧升高，该酶会在产生心肌梗死的血栓时起催化剂作用。所以，早餐应以低脂肪食物为主。

4. 过量补钙

我们知道低钙易导致高血压，所以很多高血压心血管病患者就大量进食高钙食物。但是，心脏病患者如果过量补钙，可能引起猝死。因为有很多心脏病发作患者，由于心脏缺血，二氧化碳浓度突然升高，造成钙离子大量流入心肌细胞内，发生钙沉积而猝死。所以，心脏病患者应合理地摄取钙或服用钙剂。

专家提示

对于心脏病患者来说，饮食方面的要求是非常严格的。有些补品如果过量摄入，对于心脏病患者来说也是不利的。

预防心脏病的食物

预防心脏病的食物有很多，现列出 10 种供大家参考。

1. 芹菜

芹菜中含有可保护心血管功能的芹菜碱，很多人吃芹菜只吃茎，却把叶子丢掉，殊不知，叶子才是营养精华所在，吃芹菜一定要吃叶子。因为叶子的营养价值很高，且维生素 C 含量比茎还高。另外，芹菜也是富含纤维素的食物，多吃富含纤维素的食物能够降低心脏病发作的危险性。

2. 菠菜

菠菜富含丰富的叶酸，能有效预防心血管疾病。

3. 海带

多吃海带可以防衰老，尤其是女性更要经常吃海带。不仅如此，海带属于可溶性纤维，可以加速有害物质如胆固醇等排出体外，能有效防止动脉硬化，保护心脏。

4. 木耳

木耳也有刺激肠胃蠕动、加速胆固醇排出体外的功效。常吃黑木耳，对于动脉硬化、冠心病及阻塞性中风患者有较好的保健效果。

5. 黑芝麻

黑芝麻中含有维持血管弹性的不饱和脂肪酸和卵磷脂，多吃黑芝麻能预防动脉硬化。

6. 玉米

玉米油是良好的胆固醇吸收剂，其中含不饱和脂肪酸、亚麻油酸。如果把玉米放在中药里，则有利尿作用，可稳定血压。

7. 黄豆

黄豆含有氨基酸，可促进体内脂肪和胆固醇代谢，增强心脏功能。

8. 马铃薯

含有较多的维生素 C 和钠、钾、铁等，是少有的高钾蔬菜。大部分心脏病患者都伴有低钾倾向，常吃马铃薯，既可补钾，又可补糖、蛋白质及矿物质、维生素等。可以说，马铃薯是一种有益心脏健康的食物。

9. 坚果类

包括杏仁、核桃、松子等，大部分坚果都富含氨基酸和不饱和脂肪酸，对心脏都很有益。

10. 薏仁

属于水溶性纤维的薏仁可以加速肝脏排除胆固醇，保护心脏健康。

11. 啤酒

多喝酒对心脏不利，但适量饮酒，则可以减少患心脏病的概率。如果保持一天喝一杯啤酒，就会使患心脏病的概率减到最小；如果每天超出两杯，则会增加心脏病的发病率。所以，啤酒虽好也并非多多益善，同样需要节制。

12. 苹果汁

苹果是一宝，适合不同年龄、不同体质的人。如果每天吃 3 个苹果，则可以有效地预防心脏病。另外，常喝苹果汁能降低心脏病的患病率，这是因为苹果汁中的抗氧化剂有利于心脏的健康。调查资料显示，多喝苹果汁可以延迟"坏"胆固醇阻塞血管的时间，而"坏"胆固醇阻塞血管的时间越长，患心脏病的概率越大。因此，"每天一苹果，疾病远离我"这句话足以说明苹果的作用。

13. 鱼鳞

我们吃鱼都有一个习惯，那就是将鱼鳞刮净，实际上鱼鳞的营养价值很高，尤其钙、磷含量高。对于老年人来说，鱼鳞是一种特殊的保健品。如果经常性地吃鱼鳞，则能起到延缓衰老、促进血液循环、预防高血压及心脏病的作用。

想吃鱼鳞，不妨自己动手做一道"鱼鳞冻"，具体做法是：把鱼鳞用清水漂净、沥干，放进高压锅内，加入适量的醋，以去掉鱼鳞的腥味。每 500 克鱼鳞加 800 克水，用大火煮 10 分钟，再改小火煮 20 分钟。煮到鱼鳞变白、卷曲，汤呈糊状，打开锅盖将鳞片及杂渣捞出，将汤倒入容器中，使其冷凝成胶冻状。若放入冰箱内储存，口感会更加细腻。

做好的鱼鳞冻还可以用来煲汤，在锅内放入少许油，以姜片、黄酒和葱等爆锅，再加入适量水，将鱼鳞冻切块放入锅内煮开。再放入适量蔬菜、盐、味精，开锅后即可食用。

14. 米汤

米汤营养丰富，是对心脏病患者有益的饮品。制作方法是：将米和水以 1∶4 的比例浸泡一夜，第二天用小火煮制米汤，煮好了，将饭粒滤掉，米汤存冰箱内，全天啜饮。为了达到更好的治疗效果，可在两餐之间饮用，而不是在吃饭时饮用。因为吃饭时饮用会把消化酶稀释，不利于消化。

15. 西瓜

西瓜不仅是一种"利尿剂"，而且对心脏病患者来说还是一种有益的食品。平日里可将西瓜切成小片放在盘子里，隔几分钟吃一小块。

16. 葵花子

葵花子也是一种健心食品，摄入 60 克葵花子，就相当于一顿最好的蛋白小餐。也可用葵花子加工成各种美味，比如将葵花子放在凉拌菜上，再浇上麦芽油，这样的营养品可作正餐用。

专家提示

健康饮食是预防心脏病的一个重要手段。

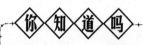

养心护心，山药与芋头哪个更好

山药和芋头是两种对心脏很有益的食物，可以代替部分主食，虽然它们都含有较高的营养价值，但是这两类食物在营养价值上却各有所长。

山药的营养丰富，被视为物美价廉的补虚佳品，有"小人参"之美誉。既可作主食，又可作蔬菜，深受一些减肥人士的喜爱。

山药的最大特点是含有大量的黏蛋白。黏蛋白是一种营养价值很高的营养素，对人体具有特殊的保健作用，这种营养素能防止脂肪沉积在心血管上，使血管富有弹性，可阻止动脉粥样硬化过早发生。需要指出的是，山药虽属补益食品，但有收敛作用，湿热寒邪以及便秘的人不宜食用。

芋头含有营养价值很高的维生素和微量元素，还含有丰富的氟，具有护齿作用。它性平味甘，具有调中补气、消痈散结之功效。但芋头一定要熟食，生食有微毒。

山药和芋头的营养价值几乎是平分秋色，但山药所含的黏蛋白比芋头所含的多，两者比较起来，山药对心脏更有保护作用。

预防动脉粥样硬化的食物

牛奶：含有一种可降低血清中胆固醇浓度的因子，还含有大量的钙质，也能减少胆固醇的吸收。

大豆：含有一种可降低血液中胆固醇含量的皂苷。

生姜：含有一种具有明显的降血脂和降胆固醇作用的含油树脂。

大蒜：含挥发性激素，可消除积存在血管中的脂肪，具有明显的降脂作用。

洋葱：在降低血脂、防止动脉粥样硬化和预防心肌梗死方面有良好的作用。

茄子：含有较多的维生素 P，能增强毛细血管的弹性，对防治高血压病、动脉硬化及脑溢血有一定的作用。

木耳：能降低血液中的胆固醇，可减肥和抗癌。

燕麦：具有降低血液中胆固醇和甘油三酯的作用，常食可预防动脉粥样硬化。

红薯：可供给人体大量的胶原和黏多糖类物质，可保持动脉血管的弹性。

山楂：具有加强和调节心肌、增大心脏收缩幅度及冠状动脉血流量的作用，还能降低血清中胆固醇的含量。

茶叶：有提神、强心、利尿、消腻和降脂之功效。

海鱼：有降血脂的功效。临床研究表明，多吃鱼的人其血浆脂质会降低。另外，多吃鱼还有预防动脉硬化及冠心病的作用。

蜜橘：多吃可以提高肝脏的解毒能力，加速胆固醇的转化，降低血清胆固醇和血脂的含量。

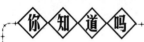

当饮食中的动物脂肪和胆固醇成分较高时，大量脂类物质可沉积在血管壁，进而加速动脉粥样硬化的发生和发展。所以，合理的饮食可调整和延缓动脉粥样硬化的进展。

你 知 道 吗

维生素E可防止动脉粥样硬化

人的生存离不开氧气，但氧气又可使体内脂肪氧化，形成过氧化脂质。这种过氧化脂质毒性极强，如果沉积在血管中可促进动脉粥样硬化。维生素E不仅可预防过氧化脂质的产生，还可增加高密度脂蛋白（HDL）的生成，促进低密度脂蛋白（LDL）的排泄。总之，维生素E在预防心脏病方面是很有效的。

维生素E又被称为"生育酚"，有利于男性不育及女性不孕的治疗。维生素E每日的最低摄取量为30毫克。本来维生素E在稻米、小麦、粟等谷类作物的胚芽中及大豆、芝麻中含量较多，但是我们所吃的谷类几乎都是被加工后的精制产品。另外，现在也很少有人吃大豆和芝麻了，所以许多人患了慢性维生素E缺乏症。

此外，我们食入氧化油的机会增加，加之大气污染，这些都能过多地消耗体内的维生素 E。因为油炸食品及快餐食品在制作过程中使油氧化，从而消耗体内的维生素 E；光化学烟雾中的氧化剂也能消耗体内的维生素 E。

这样，一方面维生素 E 摄取减少，而另一方面体内消耗增加，就会发生维生素 E 缺乏症。因此，在多吃富含维生素 E 的食品的同时，应补充口服维生素 E。

不止维生素 E，其他的维生素及矿物质缺乏也能影响健康。以下列举富含维生素及矿物质的食物。

高维生素食物：动物肝脏（维生素 A 及维生素 B_{12}）、蛋（维生素 A 及维生素 B_2、维生素 B_6、维生素 B_{12}、维生素 D、维生素 E）、沙丁鱼（维生素 B_6）、大马哈鱼（维生素 B_6）、玄蛤（维生素 B_{12}）、牛奶（维生素 B_{12}、维生素 E）、菠菜（维生素 B_{12}、维生素 E）、海藻类（维生素 A、维生素 B_1、维生素 D）、香菇（维生素 B_2、维生素 D）、芝麻（维生素 E、维生素 B_1）、柑橘（维生素 C）、草莓（维生素 C）。

高矿物质食物：菠菜、牛奶、烤鱼片、海藻类、水果类。

饮食可改善你的心律

科学的饮食可以让你远离心律失常，那么，为了预防心律失常，饮食方面该注意些什么呢？

1. 控制热量的摄入

如果热量过高的话，就会导致血清胆固醇升高，进而促使动脉硬化形成心律失常。

2. 控制胆固醇的摄入

人到了中年之后，即使血清胆固醇不高，也要控制胆固醇的摄入量，不食用动物油代之以植物油及黄豆和豆制品，如豆腐、豆浆等，且每日摄入胆固醇量应在 300 毫克以下。

3. 控制脂肪摄入量

尽量用植物油作为烹调用油，且不宜过多，过多的植物油亦可造成肥胖。

4. 控制盐的摄入

本书已屡次提到控制盐的摄入量，可见过量盐对心脏的危害之大及限盐的重要性。同样，避免心律失常的发生也应少吃盐。

5. 增加纤维素的摄入

纤维素可刺激胃肠蠕动，加快胆固醇的排泄；还可吸附胆固醇，使胆固醇不易被肠黏膜吸收，从而降低血中胆固醇含量，降低心脏病发病率，防治心律失常。

6. 增加多种维生素和无机盐摄入

许多维生素、无机盐对心血管系统有益，例如：钾盐对心血管有保护作用；微量元素碘对降低胆固醇有重要作用，并能减少胆固醇在动脉壁的浸润、沉积，还能破坏钙盐在血管壁的沉积，阻碍动脉粥样硬化病变的形成，进而防止心律失常的形成。所以，为了避免心律失常的发生，可以多摄取一些新鲜水果和蔬菜，还有就是经常吃一些海产的动植物，如海鱼、海虾、海蜇、海带、紫菜等。

专家提示

注重饮食，通过食疗，人为地控制摄入物质的质量，可以从一个侧面起到预防心律失常的作用。

心衰患者的饮食选择

合理的饮食对心衰患者具有重要的意义，心力衰竭患者因消化功能差，应以营养丰富、易消化、低盐的食物为主。下面介绍一些选择食物的常识，供心衰患者配餐时选用。

1. 允许摄取的食物

粮食类：大米、面粉、小米、玉米、高粱。

豆类：各种豆类及其制品，如豆浆、豆腐等。

禽、畜肉类：鸡肉、鸭肉（瘦）、猪肉（瘦）、牛肉。

油脂类：植物油为主，动物油少用。

水产类：淡水鱼及部分含钠低的海鱼。

奶、蛋类：牛奶（250 毫升）、鸡蛋或鸭蛋（少于 1 个/日）。

蔬菜类：含钠量高者除外。

水果：各种新鲜水果。

调味品：醋、糖、胡椒、咖喱。

饮料：淡茶、淡咖啡。

2. 不吃或少吃的食物

粮食类制品：各种面包或加碱的机器切面、饼干、油条、油饼及发酵做的各种点心。

豆类制品：霉豆腐等。

禽、畜肉类：含盐及安息香酸的罐头食品、肠类、咸肉、腊肉、肉松。

油脂类：奶油。

水产类：咸鱼、熏鱼、罐头鱼及部分含钠高的海鱼。

奶、蛋类：咸鸭蛋、松花蛋、奶酪等。

蔬菜类：咸菜、酱菜、榨菜及部分含钠高的蔬菜，如菠菜、卷心菜、芹菜等。

水果制品：葡萄干、含食盐及安息香酸的水果罐头或果汁等。

调味品：味精、食盐、酱油、番茄酱等。

饮料：汽水、啤酒等。

专家提示

心力衰竭者除了一般治疗、药物治疗外，还应该配合一定的饮食治疗。

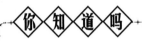

用美食来止住你的心慌

美食品种	作　　用
麦	食之可养心安神，减少或治疗心悸症状
羊肉	性温味甘，有养血补心、治疗心悸作用
杏	性温味酸，有补心气作用。古人用其治心悸，也可能取其酸敛心气作用
龙眼	味甘性温，养心安神、补益心气
莲子	味甘性温，健脾安神
百合	味甘淡，润肺、养心、安神

注意嘌呤含量高的食物

嘌呤含量高的食物可造成痛风。血尿酸高的人和已有痛风发作的人容易发生动脉硬化和缺血性心脏病。

嘌呤为细胞内核酸的组成成分，其代谢分解产物为尿酸。剧烈运动时，肌肉细胞因运动而代谢加快，血尿酸可暂时增高。

当然，食物中的嘌呤也是血尿酸的来源之一。血尿酸高的人，要避免食用嘌呤含量高的食物。

痛风亦称为"帝王病"。过去只有帝王才能总是吃好的，易患该病，因而称之为"帝王病"。美食家、肥胖的人和摄入动物性蛋白、脂肪多的人容易患痛风和高尿酸血症。酒也可增加血尿酸。尿酸经肾脏排泄到尿中，在肾脏功能低下时，即使嘌呤摄入量很少，也不能被充分排出体外而残留在血液中。

专家提示

在我们日常饮食摄入的各种食物中，嘌呤含量都不一样，如果我们了解了每类食物的嘌呤含量，将有利于我们控制嘌呤的摄入量，从而更加有利于身体的健康。

你 知 道 吗

各类食物（每100克）的嘌呤含量

	75毫克以下	75～100毫克	100毫克以上
鱼、肉类	竹荚鱼、螃蟹、鳗鱼、熏制鳕鱼、青鱼、牡蛎、金枪鱼、银鱼、鸡肉、火腿	鲤鱼、鸽子、鳕鱼、野鸡、比目鱼、鹌鹑、虾蛄、兔肉、鲈鱼、羊肉、鱿鱼	油沙丁鱼罐头、肝脏（鸡、牛、猪）肾脏（猪）、肉汁

	75毫克以下	75～100毫克	100毫克以上
鱼、肉类		小牛肉、鹅、大马哈鱼、贝类、鹿肉、腊肉、牛肉、牛舌、猪肉、野鸭子、肝、香肠、肉汤、鸡肉汤	
谷类	麦片粥		
豆类	四季豆、豌豆粒	纳豆（干燥重量）	
蔬菜类	芦笋、花菜、蘑菇、青豌豆、菠菜、青豆角、柿子		

防止肥胖的五个饮食诀窍

首先，准备好体重计。减肥要先关心体重，通常情况下，体重增减 1～2 千克是没有意义的，超过这个范围，才说明体内能量供给和消耗的平衡发生了变化。其次，要注意能量的摄入和消耗，体重增加时，要限制能量的摄入，增加能量消耗，增加运动量。若数月之后体重仍未减轻，则应请教医生和营养师。

改善、预防肥胖的饮食要点如下：

1. 充分摄入优质蛋白

有人认为减肥很容易，不吃东西就行了，因此就极端地限制饮食，结果却导致了营养失调。减肥要控制的是脂肪和糖分，不能减少其他营养素。含必需氨基酸的蛋白质供给不足时，会导致体力、免疫力下降，引起疲劳、感染性疾病等。

2. 控制糖分的摄入

过量摄入糖分时，中性脂肪含量会有所增加，并沉积在皮下，因此，应控制糖分的摄入量。而且，不仅甜的食物含有糖分，米和小麦也含有糖分。

3. 慢慢进食，只吃七分饱

为什么吃饱饭就觉得舒服呢？除胃被充满的物理性原因外，大脑饱胀中枢受到刺激亦可产生饱感。另外，吃到七分饱时才能有饱感，若进食较快，一旦有饱胀感时就已经吃过量了。而过量饮食极易给心脏增加负担，提高冠心病的突发率。

4. 食用黄绿色蔬菜

不要忘记维生素和人体不可缺少的微量元素，因此要尽量多食用富含维生素和微量元素的黄绿色蔬菜。

5.吃饭时间规律

应保持一日三餐，如将每日三餐减少一次时，人体因能量的供给次数减少而产生自我保护，将脂肪转换成热量供人体使用。

进食次数减少，就会有饥饿感。有人就会大意地认为，已经少吃一顿了，多吃点也没关系，结果反而使摄入量增加了。所以，有时进食次数减少，体重反而会增加。

专家提示

"心宽"有益于健康，但"体胖"未必对健康有利，肥胖者易患冠心病已是不容置疑的事实，所以心脏病患者要科学饮食，以彻底摆脱肥胖。

抗血栓的饮食建议

用饮食控制您的血栓因子可能是您避免冠心病和中风的最重要措施——甚至比控制胆固醇更加重要。以下是您的最好选择：

多吃鱼、大蒜、洋葱、姜和喝红葡萄酒（适量），它们都可帮助稀释血液，阻止有害的血栓因子的形成。

限制脂肪，特别是限制动物饱和脂肪的摄入，从而起到抗血栓的作用。

另外重要的一点是，在不得不吃促血栓食物的同时，要吃抗血栓食物。一些成功的组合是蛋和洋葱或者熏鲑鱼、奶酪和红葡萄酒。

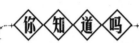

切忌不要过量。如果您正在服用血液稀释药物，且有过出血发生或者有出血或出血性中风的家族史，就让医生检查一下您的血液，确保凝血功能正常，看是否需要适量吃一些稀释血液的食物。

你知道吗

心脏病患者吃蔬菜最好蒸着吃

心脏病患者吃蔬菜最好蒸着吃，因为蒸着吃能尽可能多地保留蔬菜中的营养成分。炒、煎、炸的烹饪方法，味道虽好，但对蔬菜的营养成分破坏较多，摄入的油脂也易超标。

常吃的蔬菜比如胡萝卜、芹菜、茄子等，可切成丝或段，拌上面粉直接上笼蒸，蒸熟之后，放蒜蓉、盐和植物油吃。其实，能蒸着吃的蔬菜的种类有很多，如油菜、芥蓝、小白菜、油麦菜、菠菜、西兰花等。蒸出来的菜清脆爽口，吃的时候淋一点植物油，蘸着生抽吃，味道更好。

心脏不好，性生活前少吃点

有的心脏病患者几乎没有性生活，或者是因为病情而使其受到了严重的影响。他们认为，带病过性生活时，会使心脏负担加重，容易导致心脏病发作，甚至引发猝死。当然，心脏病患者在过性生活的过程中的确存在发生心血管意外的可能性，因此对于那些患严重心脏病的人来说，应绝对禁止性生活，但这种情况却十分少见。普通中老年男性在整个性交过程中所造成的体力消耗仅相当于登 2 层楼梯所消耗的热量，最大心脏负荷的持续时间不超过 15 秒，这对心脏病患者来说并无风险。不过，普通心脏病患者进行性生活也是有一定禁忌的。

如果刚刚做完心脏手术，在前三四个星期内，绝对不能有性生活。之后，可在医生的指导下恢复性生活。但患者在过性生活前，应有充分的休息。如患者患有严重的心脏病，可在过性生活前 30 分钟服用适当药物以预防心脏病的发作，并最好在床边备好硝酸甘油等急救药物，以防万一。

患者在过性生活前应少吃点，避免大吃大喝。因为食物在进入肠胃时，要消耗更多的血液供给，使分配到心脏的血流量减少。如果这时进行性生活，心脏供血不足，可能会引起心绞痛、心肌梗死发作。

另外，患者在过性生活时，应避免活动太剧烈或者时间过长。若在性交过程中感到心悸，且心率显著加快，并出现胸闷、胸痛或极度疲劳等情况时，应停止性生活。

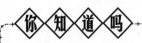

即使患有心脏病，也应享受健康的夫妻生活，只要条件适宜，性生活甚至可以促进健康。

你知道吗

冠心病患者饮食的两高

（1）高维生素：水溶性维生素 B、维生素 C 和维生素 P 均能促进毛细血管内膜间隙黏膜质的增多，增强血管壁韧性和弹性，减低血管壁脆性，对保护和改善血管状态非常有利。因此，要注意补充富含维生素的新鲜蔬菜和水果，且每日总量应在 500 克以上。资料表明，价格低廉的苹果、梨、黄橘、桃、山楂等水果，以及萝卜、黄瓜、冬瓜及绿叶蔬菜中都含有水溶性维生素，可补充机体需要且无需花费过多钱财。

（2）高纤维素：食物纤维属于多糖，不能完全被人体分解利用，多吃可增加粪便内胆固醇的排出，降低胆汁和血清中胆固醇的浓度，并软化粪便，防止便秘。故多食富含纤维素的谷类、水果和蔬菜，如玉米、小米、芹菜、韭菜、木耳、黄花菜等，对冠心病患者是有好处的。

此外，冠心病患者在饮食中还应注意不饮酒或只喝适量的干红葡萄酒，少喝其他含糖、酒精的饮料。

治疗瓣膜性心脏病的七个良方

1. 桑葚糖

材料：干桑葚 200 克，白砂糖 500 克。

用法：将白砂糖放入沙锅内，加少许水用小火煎熬至较稠时，加入干桑葚碎末，搅匀，再继续熬至用铲挑起即成丝状而不黏手时停火，将糖倒在表面涂过食用油的大搪瓷盘中，待稍冷，把糖分割成小块。随量服食。

主治：瓣膜性心脏病肝肾阴虚，心悸怔忡，头晕目眩，视物模糊，便秘。

2. 玉竹猪心

材料：玉竹 50 克，猪心 100 克，葱、花椒、卤汁、盐、白砂糖、味精、香油各适量。

用法：将玉竹洗净、切段，用水稍润，煎煮两次，收取煎液约 1500 毫升。将猪心剖开、洗净，与煎液、葱、花椒同置锅内，煮熟捞起，撇净浮沫，在锅内加卤汁适量，放入盐、白砂糖、味精和香油，加热熬成浓汁，将其均匀涂在猪心内外。每日 2 次，佐餐食用。

主治：瓣膜性心脏病阴血不足、心律不齐者。

3. 黄精粥

材料：黄精 50 克，粳米 100 克。

用法：把黄精用清水浸泡后捞出，切碎备用。粳米淘洗干净，与黄精一同放入锅内，加清水，用大火烧沸后改用小火煮至粥成。晨起作早餐食用。

主治：瓣膜性心脏病阴精亏损，心悸怔忡，气短乏力。

4. 梅花粥

材料：梅花 5～10 克，粳米 50～100 克，白砂糖、水各适量。

用法：粳米淘洗干净，加水煮粥，待粥半熟时，加入梅花、少许白砂糖同煮为粥。早餐服用，每日 1 次，连服7 天。

主治：瓣膜性心脏病肝郁气滞，胸闷疼痛，心悸气短。

5. 莪术猪心饮

材料：莪术 25 克，猪心 1 具，其他调料适量。

用法：将莪术洗净、切片，与猪心一同放入锅中，加水适量煮熟，放入少许调料调味。食肉饮汤，每日 1 剂，连服数日。

主治：瓣膜性心脏病气血不足，瘀血阻滞，胸闷胸痛、心悸不安、气短、睡眠不安。

6. 参归山药猪腰汤

材料：猪腰 1 个，人参、当归各 10 克，山药 30 克，麻油、葱、姜各适量。

用法：猪腰对切，去除筋膜，冲洗干净，在背面用刀划斜纹，切片备用。把人参、当归放入沙锅中，加清水煮沸10 分钟，再加入猪腰、山药，略煮至熟后加麻油、葱、姜。佐餐食用，每日 1 次，连服 7 天。

主治：瓣膜性心脏病气血两虚，心悸怔忡，气短懒言，自汗，腰痛。

7. 党参泥鳅汤

材料：活泥鳅 100 克，党参 20 克，姜末、盐、葱花、味精各适量。

用法：将泥鳅洗净，弃头、尾及内脏，放入少许食盐及姜腌制 15 分钟。锅内放油烧七成热，放入泥鳅炒至半熟，倒入清汤或开水，加入党参同炖至熟烂，加入姜末、盐等佐料，起锅前再加入葱花、味精。每日 1 次，佐餐食用。

主治：瓣膜性心脏病脾虚有湿，心悸气短，身体困重，大便不实。

专家提示

一旦确诊为瓣膜性心脏病，应积极治疗并采取科学的措施。

冠心病患者的菜谱

1. 木耳烧豆腐

配料：黑木耳 15 克，豆腐 60 克，葱、蒜各 15 克，花椒 1 克，辣椒 3 克，菜油适量。

制作：

（1）将木耳洗净，豆腐切块。

（2）将锅烧热，下菜油，烧至六成热时，下豆腐，煮十几分钟，再下木耳翻炒，最后下辣椒、花椒、葱、蒜等调料，炒匀即成。

功效：适用于冠心病患者食用。

2. 山楂炖牛肉

配料：山楂 15 克，红花 6 克，红枣 10 枚，熟地 6 克，牛肉、胡萝卜各 200 克，绍酒、葱、姜、盐各适量。

制作：

（1）把山楂洗净、去核；红花洗净去杂质；红枣去核、洗净；熟地切片；牛肉洗净，用沸水焯一下，切成 4 厘米见方的块；姜拍松，葱切段。

（2）把牛肉、绍酒、盐、葱、姜放入炖锅中，加水 1000 毫升，用中火煮 20 分钟后，再加入上汤 1000 毫升，煮沸，下入胡萝卜、山楂、红花、熟地，用文火炖 50 分钟即可。

功效：补气血、去瘀阻，适于心绞痛（心痹）之冠心病患者食用。

3. 烩双菇

配料：罐头蘑菇 200 克（或鲜蘑菇 250 克），香菇 50 克，盐 1 克，味精 0.5 克，白砂糖 5 克，湿淀粉 6 克，精制豆油 30 毫升。

制作：

（1）香菇用开水浸发 30 分钟，捞出，去蒂洗净，挤干水，浸香菇水去沉淀泥沙后备用；蘑菇洗净。

（2）将水、盐、味精、白砂糖、湿淀粉置碗中搅匀，作芡汁待用。

（3）锅中下精制豆油，油热后放入香菇煸炒 1 分钟，再投入蘑菇翻炒片刻，最后投入芡汁，待汤汁微开，勾芡均匀时即可出锅。

功效：香菇及其提取物生物碱香菇嘌呤有降胆固醇作用；蘑菇效果与香菇类似。其作用机制可能与抑制体内胆固醇合成，促进胆固醇分解、排泄，抑制胆固醇吸收有关。

4. 绿豆芽炒兔肉丝

配料：兔肉 100 克，绿豆芽 250 克，油、各种调料适量。

制作：将绿豆芽洗净，并将兔肉切成丝。在锅里放油，炒熟肉丝之后放绿豆芽，爆炒 1 分钟放入调料调味即可。

功效：补中益气、清热解毒；辅助治疗各型高血压病、冠心病、动脉粥样硬化症；脾胃虚寒者不宜食用本品。

5. 素炒黑白菜

配料：木耳（水发）100 克，大白菜（小白菜）250 克，油、调料各适量。

制作：

（1）将木耳洗净，白菜洗净、切段。

（2）在锅内放油，将木耳放入锅中爆炒，然后放入切好的白菜，再爆炒 2 分钟后放入调料调味即可。

功效：本品对高血脂、高血压、冠心病以及中老年肥胖症有一定疗效。

6. 洋葱炒肉片

配料：猪肉（瘦）60 克，洋葱（白皮）320 克，油及各种调料适量。

制作：将猪肉切成片，放入油锅中炒1分钟，然后放入切好的洋葱，再放入各种调料调味即可。

功效：健脾开胃、理气和中；高血压病、高脂血症、冠心病属脾虚气滞者，均可食用本品。

7. 香菇豆腐笋

配料：香菇（鲜）100克，冬笋50克，北豆腐250克，油、各种调料适量。

制作：将香菇去蒂、洗净，冬笋洗净，豆腐切块。锅中放油，烧至七八成热，然后陆续将豆腐、香菇、冬笋放入锅中，最后根据自己的口味放入各种调料，六七分钟之后即可出锅。

功效：此菜具有减肥降压、健脾开胃、宽中下气的作用，适用于治疗高血压病、冠心病。

专家提示

心脏病是严重危及中老年人生命健康的顽症，它与饮食之间存在着密切的联系。

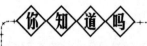

心脏病三餐食谱

（1）早餐：

花卷（面粉50克、黄豆粉20克）

玉米面糊粥（玉米面 30 克）

炝芹菜（芹菜 50 克、花生仁 20 克）

茶叶蛋 1 个（鸡蛋 60 克）

（2）午餐：

大米饭（大米 100 克）

肉丝面（面条 50 克、猪瘦肉 10 克、木耳 10 克）

西红柿炒鸡蛋（西红柿 150 克、鸡蛋 50 克）

红烧鲢鱼（白鲢 100 克）

（3）晚餐：

千层饼（面粉 50 克）

绿豆稀饭（大米 30 克、绿豆 20 克）

炒油菜（油菜 150 克）

五香豆腐丝（干豆腐 100 克）

全日烹调用油 15 克。

全日总热量 8387 千焦（1997 千卡）左右。

心脏病汤疗五例

1. 丹参饮

原料：丹参 30 克，檀香 6 克，白砂糖 15 克。

制法：将丹参、檀香洗净入锅，加水适量，大火烧沸，小火煮 45～60 分钟，滤汁去渣即成。

服法：每日服 1 剂，分 3 次服用。

功效：行气活血、养血安神、调经止痛、清营热除烦满。适用于血脂增高、心电图异常、长期心前区憋闷、时或绞痛、舌质有瘀点等症。还可用于心血不足、心血瘀阻之心悸失眠、心烦不安、月经不调、经期情志不舒等症。

2. 薤白炖猪心

原料：猪心 1 只，薤白 150 克，胡椒粉等调料适量。

制法：猪心洗净入锅，加水适量，用大火烧沸煮熟，加入薤白，用小火煮炖至猪心软透，加入调料即成。

服法：佐餐服用。

功效：通阳散结、健脾益心、理气消食。适用于胸痹、胸闷疼痛、气短、心悸、失眠、脘腹胀满疼痛、饮食不振、大便溏泻、舌淡苔薄、脉沉细等症。

3. 海藻黄豆汤

原料：昆布、海藻各 30 克，黄豆 150～200 克，各种调料适量。

制法：将三种材料放入锅中，加入适量水炖至半小时。

服法：煮汤后加适量调料即可服食。

功效：适用于冠心病并发高脂血症、高血压患者食用。

4. 鱼鳞汤

原料：鱼鳞、油及各种调料适量。

制法：锅内放入少许油，以姜片、黄酒和葱等爆锅，加入适量水，鱼鳞冻切块放入锅内再煮沸。

服法：放入适量调料即可食用。

功效：可预防骨质疏松症、心脏病。

5. 芦笋梭子鱼汤

原料：梭子鱼 500 克，芦笋 200 克，小番茄 100 克，青菜、姜末、白砂糖、生抽、盐、料酒各适量。

做法：将芦笋、小番茄分别洗净，切成段备用；梭子鱼去掉鱼骨，用刀背剁成肉糜，加入姜末、白砂糖、生抽、盐、料酒；用筷子朝一个方向搅动，让鱼肉上筋；锅内放入水大火烧热后加少量盐，转中火，下入鱼丸；鱼丸全部漂起后，加青菜一起煮 5 分钟就可以了。

服法：佐餐服用。

功效：常吃梭子鱼，可以预防冠心病和动脉硬化的发生。

专家提示

要想使喝汤的效果达到最佳，喝汤时间就有一定的讲究，常在饭前喝汤对心脏病患者的康复有着举足轻重的作用。

心脏病粥疗十例

1. 大蒜粥

原料：紫皮蒜 30 克，粳米 100 克。

制法：将紫皮蒜置沸水中煮 1 分钟后捞出蒜瓣，再将粳米洗净，入锅煮粥，待粥煮好后，再将蒜放入粥中略煮。

服法：可早、晚食用。

功效：大蒜是治疗心脏病的有效食物，将大蒜制成粥，不仅美味，而且治疗心脏病的效果更佳。

2. 玉米粉粥

原料：玉米粉 50 克，粳米 100 克。

制法：将粳米洗净，把玉米粉放入大碗内，加冷水调稀。将粳米放入锅内，加清水适量，用大火烧沸后，转用小火煮至米九成熟，将玉米粉糊倒入，边倒边搅，继续用文火煮至米烂成粥。

服法：每日两次，早、晚餐食用。

功效：降脂、降压。对动脉硬化、冠心病、心肌梗死及血液循环障碍有一定的治疗作用；高脂血症患者常服也有效。

3. 韭白粥

原料：韭白 30 克，粳米 100 克。

制法：将韭白洗净，粳米淘净。将韭白、粳米放入锅内，加清水适量，用大火烧沸后，转用小火煮至米烂成粥。

服法：每日两次，早、晚餐食用。

功效：韭白营养成分高，是治疗冠心病的食疗方。

4. 三仁粥

原料：柏子仁、枣仁、桃仁各 10 克，粳米 60 克，白糖15 克。

制法：将柏子仁、枣仁、桃仁弄碎，放入锅中，加水适量，置大火煮沸 30～40 分钟，滤渣取汁，将粳米淘净入锅，倒入药汁，大火烧沸，小火熬成粥。

服法：早晚皆可，佐餐服用。

功效：活血化瘀、养心安神、润肠通便。适用于瘀血内阻之胸部憋闷，时或绞痛；心失所养之心悸气短、失眠；阴津亏损之大便干燥，舌质红或有瘀点、瘀斑。

5. 胡萝卜粥

原料：新鲜胡萝卜 50 克，粳米 200 克。

做法：先将胡萝卜洗净，切成碎块。将粳米洗净，放入锅中，加水约 800 毫升，置火上如常法煮粥，水沸时加入胡萝卜，小火煎煮至粥稠即成。

服法：每日 1 剂，早、晚温食。

功效：健胃补脾，降压。用于治疗经常眩晕、头痛、头重、胸闷的冠心病患者。过食胡萝卜后，可引起皮肤黄染，但停食 2～3 个月后，黄染可自行消退，对健康无害。

6. 荷叶粥

原料：新鲜荷叶一大张，粳米 50 克，冰糖适量。

做法：

（1）将荷叶洗净，切成细片，放入锅中，加水 500 毫升，大火煮沸，小火煎 35～40 分钟，去荷叶渣取汁约 200 毫升。

（2）将粳米、冰糖加入上汁中，添加适量水如常法煮粥，粥熟即可。

服法：每日 1 剂，分早、晚温食。

功效：清热解暑、消肿降脂。用于高脂血症、动脉硬化症、高血压病、肥胖症患者。荷叶含荷叶碱、莲碱和黄酮苷，有较稳定的降脂、降压作用，可常食。

7. 白萝卜粥

原料：新鲜白萝卜100克，粳米100克。

做法：将白萝卜洗净切成薄片，捣汁备用，或将白萝卜洗净后切块。粳米中加水700毫升，如常法煮粥，至粥快熟时，对入萝卜汁，或加入切碎的萝卜，再煮1～2沸即可。

服法：每日1剂，分早、晚温食。

功效：降气宽中、消食行滞、化痰。可用于治疗冠心病、高血压病。

8. 枸杞粥

原料：枸杞子20克，糯米50克，白砂糖适量。

做法：将枸杞子洗净，晾干，拣去杂质。将枸杞子、糯米、白砂糖放入沙锅内，加水500毫升，用小火烧至微滚到沸腾，待粥稠时，再用微火焖5分钟即可。

服法：每日1剂，分早、晚温食。

功效：补益肝肾。用于冠心病、高血压病、高脂血症。

9. 木耳粥

原料：黑木耳30克（或银耳10克），粳米100克，大枣5枚，白糖或冰糖适量。

做法：

（1）用300毫升左右水将黑木耳（或银耳）浸泡半天，然后洗净备用。

（2）将大枣、粳米放入锅中，加水 700 毫升，如常法煮粥，待煮沸后，加入黑木耳（或银耳），煮成稠粥，再加白砂糖调匀，即可食用。

服法：每日 1 剂，分早、晚温食。

功效：滋阴、益气、和血。用于冠心病、高血压病、动脉硬化症，证属阴虚阳亢者。因木耳滋补力较强，故感冒、发热时忌服；又因黑木耳有破血活血作用，故孕妇慎用。

10. 山楂粥

原料：山楂 40 克，粳米 100 克，白砂糖 10 克。

做法：

（1）将山楂洗净，用刀拍碎，然后放入锅内，加水 1500 毫升，大火煮沸后，小火煎煮约 60 分钟，去渣取汁。

（2）将粳米加入山楂汁中，再加约 300 毫升清水煮粥，粥将成时加入白砂糖，再煮 1～2 沸即成。

服法：每日 1 剂，分早、晚温食。

功效：健脾胃、消食积、散瘀血、降脂。用于痰湿内阻型高脂血症、动脉硬化症患者。山楂粥酸甜，可做上午、下午点心服用，不宜空腹食用。以 7～10 天为一疗程，慢性脾胃虚弱的患者慎用。

专家提示

每天坚持喝一碗粥，对身体有保健作用。

心脏病的茶疗法

1.首乌茶

原料：制首乌6克。

做法：将何首乌洗净，切片，晒干或微烘干，再以黑豆煮汁拌蒸，晒后变为黑色即成制首乌；再将制首乌放入茶杯中，以沸水约150毫升冲入，加盖泡10～20分钟即成。

饮法：每日1剂，不拘时饮服。

功效：补益精血。用于治疗冠心病、心绞痛、高血压病、高脂血症。

2.苦丁茶

原料：苦丁茶、菊花、桑叶、白茅根、钩藤各6克。

做法：将上述诸药拣去杂质，洗净，研成粗末，用纱布包好备用。将纱布袋放入大保温杯中，冲入沸水约200毫升，加盖焖20～30分钟即成。

饮法：每日1剂，代茶频饮。

功效：清热平肝。用于冠心病、高血压病的辅助治疗，可改善患者头痛、眩晕、心烦易怒、睡眠不宁、面部烘热、目赤口苦等症状。苦丁茶为冬青科植物枸骨和大叶冬青的嫩叶，于清明前后采收，外表绿褐色或黄绿色，与一般粗茶相似。用沸水泡开后，浸液味苦，与普通茶叶不同，有散风热、清头目之功，与桑叶、菊花、钩藤、白茅根相配伍，重在清热平肝。

3. 三宝茶

原料：普洱茶、菊花、罗汉果各 6 克。

做法：将上述三味药共研成粗末，用纱布袋（滤泡纸袋效果更佳）装好。之后，将纱布袋置于保温杯中，冲入沸水 150 毫升，加盖焖 3～5 分钟即可。

饮法：每日 1 剂，代茶频饮。

功效：降压、消脂、减肥。用于治疗高脂血症和高血压病。普洱茶有着良好的降压、降脂作用。菊花、罗汉果亦是降压良药，三药合用，可作为高脂血症、肥胖症、高血压病等患者经常服用的饮料。

4. 西瓜决明茶

原料：西瓜皮、决明子各适量。

做法：首先将新鲜西瓜皮洗净，连续曝晒 3 天后，切成薄片。决明子洗净，拣去杂质，研成细末，用纱布包好。接着将干西瓜皮及纱布包置于保温杯内，用开水约 150 毫升冲泡，加盖焖 10～20 分钟即成。

饮法：每日 1 剂，代茶频饮。

功效：清凉、平肝、降压。用于治疗高脂血症、高血压病，防止冠心病的发生、发展。

5. 补益麦冬茶

原料：麦冬 30 克，大生地 30 克。

做法：将上述两味药放入锅中，倒适量水，用小火煮沸，去渣取汁即可。

饮法：每日 1 剂，代茶饮服。

功效：有明显的清热、养阴、生津作用，具有益精强阴、补气养心的功效，可改善心肌营养，提高心肌耐缺氧能力，是中老年人预防冠心病、心绞痛的保健茶。

6. 止痛活血茶

原料：红花、檀香各 5 克，绿茶 2 克，赤砂糖 20 克。

做法：煎煮成茶。

饮法：代茶饮服。

功效：红花可活血祛瘀，檀香可理气止痛，绿茶可消食化痰，赤砂糖配伍上药有温经活血之效。如选用适当，具有较好的活血、化瘀、止痛作用，可防治冠心病患者的心胸闷窒和隐痛。

7. 舒心菖蒲茶

原料：石菖蒲 3 克，酸梅、大枣各 5 枚，赤砂糖适量。

做法：煎煮成茶。

饮法：代茶饮服，每日 1 剂。

功效：主药石菖蒲可舒心气、畅心神，有扩张冠状动脉作用。酸梅、大枣可健脾宁心。本药茶对由心气虚弱、心血不足引起的惊恐、心悸、失眠、健忘、不思饮食等症效果尤佳，也适宜于冠心病及其疑似患者服用。

8. 扩冠止痛三七茶

原料：三七花、参三七各 3 克。

做法：两药放入杯中，用沸水冲泡。

饮法：待温度适宜后，频频代茶饮，每日 1 剂。

功效：三七有扩张冠状动脉、增加冠脉血流量、减少心肌耗氧量的作用。本药茶具有良好的扩冠、活血、祛瘀、止痛功效，经常饮服对冠心病、高脂血症等病的防治多有裨益。

专家提示

茶水可以补充体内水分。每天喝茶能够使患心脏病的概率降低11％，还可以预防结肠癌等一些癌症。

第 6 章

坚持运动，防治心脏病

有些心脏病患者认为运动对病情不利，所以就尽量避免运动。殊不知，心脏病患者发病后，假如能保持体能上的良好状态，就能降低第二次发病的概率。虽然运动对预防和延缓动脉粥样硬化的发展很有帮助，但切记不能进行剧烈的运动。

健康测试

测量运动中的心跳数

不妨在运动时停下来，测量自己的脉搏次数，脉搏次数等于心跳次数。1分钟的跳动数超过"（170～180）－实际年龄"时，表示此时的运动量已超过安全运动量。

运动不能"返老还童""永葆年轻"，运动只能延迟老化现象、预防成人病。所以，运动时应"量力而为"，根据自己的年龄选择合适的运动及运动量。

科学锻炼，预防冠心病

生命在于运动。经常参加体育锻炼，对于预防肥胖、锻炼循环系统的功能和调整血脂代谢均有裨益，是预防冠心病的一项积极措施。

运动有什么好处？运动不仅能加速新陈代谢，还能增加脂质的氧化消耗，使血脂下降，减少和避免脂质沉积在血管内壁上，有利于防止动脉粥样硬化的产生。如果每天坚持行走1小时可使2型糖尿病的发生率降低一半。不仅如此，运动还可使各脏器协调功能增强，消除忧虑，放松心情，使大脑更敏锐活跃，减轻神经的紧张疲劳，改善心脏血液灌注，增加冠状动脉的侧支循环，起到保护和改善心脏功能的作用。

运动有这么多好处，但是对于冠心病患者来说，要根据自身的身体情况、年龄、心脏功能状态来确定运动量，以不过多增加心脏负担和不引起不适感觉为原则。运动不可过于盲目，要科学锻炼。科学锻炼主要表现在以下几方面：

（1）运动时每分钟最大心率为"（170～180）－年龄"。

（2）运动频率为每周 3～5 次，每次持续 20～60 分钟。

（3）运动的方式以进行有氧活动为宜，如散步、慢跑、慢骑自行车、打太极拳、做保健操等，尽量避免有憋气动作的活动，如举重等。

（4）活动与运动要循序渐进，要有规律性、持久性，不宜做剧烈活动。剧烈活动可引起各种心律失常。

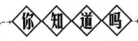

专家提示

如需做剧烈活动，凡 35 岁以上或有冠心病易患因素者，均应先做运动心电图。运动前应有 5～10 分钟的准备活动，可做一些有规律的、重复的轻度活动，以使脉率逐渐增加至运动时的脉率，运动后也应有 5～10 分钟的恢复活动，以使四肢血液逐渐返回至中央循环。

你 知 道 吗

健康运动　贴心叮咛

（1）要在安全范围内运动。运动强度持续超越安全运动界限是很危险的，有时可引起心绞痛，严重者可引起危险的心律失常，导致猝死。

（2）早晨运动前一定要做准备活动。有人经过一夜的酣睡，疲劳尽消、精力充沛，会快速翻身起床，这不是好的习惯。人在睡觉时几乎不动，醒时身体尚不灵活，运动效果最低，且使身体休息的迷走神经仍在发挥强大作用，冠状动脉也未充分扩张。此时如进行剧烈活动，如抬重物，就会使心脏负荷加重，极易引发心绞痛。所以，运动前要小心地做准备活动。

（3）随身携带硝酸甘油等急救药品，出现心绞痛等症状时，可及时服用。

（4）不要进行爆发性或过于剧烈的运动，尤其是不要参加竞争性强的比赛或运动。

（5）运动后不要立即热水淋浴，应休息 20 分钟后进行温水淋浴。

（6）体育运动不能完全取代药物治疗，因此不要自行变更心脏病药物的使用剂量或方法。

（7）要改变不良的生活方式，养成有益于心脏病康复的生活习惯，包括戒烟、饮食清淡、生活规律、情绪稳定等。

心脏病患者的锻炼方式

虽然心脏病患者在运动方面有一些禁忌，但完全没有必要连简单的体操都禁止。只不过，一旦活动身体，新陈代谢也将增强。如此一来，身体内部便需要更多的氧气，而氧气是通过血液循环来输送的，到时由心脏输送出去的血液也将随之增加。

在此情况之下，患有心脏瓣膜病等症状时，心脏一时无法输送所需的血液量，容易造成心力衰竭。因冠状动脉硬化而无法增加冠脉血流量的人，则容易诱发心绞痛及心肌梗死。

总而言之，运动方面的限制要根据心脏病的程度来决定。症状较轻的心脏病患者，做一般的运动是没有关系的。适当的体育锻炼能使心脏病患者心情愉悦，提高抵抗力，但要注意锻炼的方式、方法，否则不仅不能有效防治心脏病，还会带来更大的伤害。

一般情况下，心脏病患者严禁做棒球、篮球、排球之类的运动。运动中若是感到疲劳，或者身体有异常情况，应该立刻中止运动。根据自己身体的能力进行运动，正确选择运动项目才是最聪明的保健之道。例如平时连上楼都气喘吁吁的人必然不适合进行激烈运动，如打网球、打篮球、长跑等，更不能参加竞技性的比赛，而应该选择散步、慢跑、练气功、打太极拳等运动。在体育锻炼时要考虑当天的身体情况，不能勉强运动；运动时要避免情绪激动或紧张，一旦出现眩晕、气促等状况应立刻停止锻炼，进行休息调整，若有更多不适反应要立刻到医院就诊；运动的时间应从短到长，循序渐进；运动后应好好休息，不要立刻吸烟或洗热水澡，以免诱发心脏意外。还有一点值得注意，不要在清晨和上午锻炼，最好选择下午或傍晚进行锻炼，避开冠心病和脑出血发作的危险时刻。

专家提示

在得知自己患了冠心病之后，患者不能有意识地减少活动，也不能大量增加运动，应根据个人身体状况来制订长期的运动计划。

冠心病患者的运动处方

冠心病是一种常见疾病，至今没有特效药可以治愈冠心病，所以对患者来说如何改善症状、提高生活质量才是治疗冠心病的重中之重。那么，冠心病患者适合哪些运动方式呢？以有氧训练为主的运动方式比较适宜，包括步行、骑车、爬山、游泳、打门球、打乒乓球和打羽毛球等；另外，有节律的舞蹈、中国传统的拳操等也适合。

但无论做哪种运动，都应该注意以下几方面：

（1）要避免激烈的运动，选择适当的运动，既能达到训练效果，又容易坚持。

（2）如果患有感冒或者其他疾病时，要在症状消失后再恢复运动。

（3）运动时要注意其他因素对运动的影响，例如，穿戴宽松、舒适、透气的衣服和鞋袜；天气寒冷或者炎热时要相对降低运动量；饭后不做剧烈运动；上坡时要减慢速度。

（4）患者要随时警惕自身的症状。出现以下症状时，应立即停止运动，并及时就医，如上身不适、乏力、气短、骨关节不适（关节痛或背痛）等。

（5）训练必须持之以恒。

（6）患者要根据个人能力，定期检查和修改运动处方，避免过度训练。药物治疗发生改变时，要调整运动方案；另外，参加训练前应进行身体检查。

心律失常者不适合体育锻炼

心律失常的原因不同、复杂程度不同，所能承受的运动量也有所区别。一般来讲，器质性疾病（包括心脏病和其他脏器疾病）所致心律失常的急性期是不适合进行体育锻炼的，如急性心肌缺血、急性心肌梗死、急性心肌炎、肺心病急性发作期、高血压病血压不稳定期、风心病风湿活动期、心肌病伴心功能不全、甲状腺功能亢进症甲状腺功能未恢复正常前、电解质紊乱未纠正时以及各种药物及化学品中毒所致心脏损害合并的心律失常等。从心律失常类型来讲，频发多源性室性早搏、阵发性室上性心动过速发作期、室性心动过速急性期（病因或症状未控制时）、有过恶性心律失常（如心室扑动、心室颤动）发作史的患者等均不适合进行体育锻炼。

专家提示

患有心律失常的患者，即使进行轻体力活动也应征得医生的同意，千万不要擅自运动，以防造成严重后果。

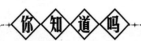

运动心率的标准

年　龄	最大心率	目标心率
20～24	200	175
25～29	195	170
30～34	190	165
35～39	185	160
40～44	180	155
45～49	175	150
50～54	170	145
55～59	165	140
60～64	160	135
65～69	155	130

冠心病患者健心体操

以下是特别针对冠心病患者设计的医疗体操，疗效颇佳，患者须耐心操练。

1. 第一节：原地踏步

原地踏步，两臂放松，前后自然摆动，做 20～30 秒钟。

2. 第二节：交替耸肩

准备姿势：立正。

动作要领：先左后右，交替耸动两肩。动作要放松协调，左右各做 6～8 次。

3. 第三节：跨步举臂

准备姿势：两脚并拢站立，双手叉腰。

动作要领：①左脚向前跨出一步，同时两臂伸直往上举。②还原至准备姿势，然后换右脚再做上述动作，如此重复 6～8 次。

4. 第四节：扩胸运动

准备姿势：立正。

动作要领：①左脚向左前方跨出一步，同时两臂于胸前平屈，掌心向下。②接着两臂伸直向后伸，做扩胸运动。③再扩胸一次。④还原至准备姿势。⑤换右脚，重复以上的动作。如此一左一右，重复 6～8 次。

5. 第五节：双手摇橹

准备姿势：自然站立。

动作要领：①左脚向前跨出一步成弓步，左腿屈膝，右腿伸直；两臂屈肘，手心向前，半握拳。②身体向前倾、弯腰，两手推向前下方，同时呼气。③左膝伸直，右腿弯曲，上身挺直向后稍仰，两臂尽量拉向后方，同时吸气，做形似摇橹的动作，前推时呼气，后拉时吸气，按照以上方法做 6～8 次。

6. 第六节：转身叩体

准备姿势：骑马姿，双手握空拳。

动作要领：上身稍向左转，左臂屈肘轻叩左侧腰部，同时右臂屈肘用拳轻叩左肩部。相反，上身稍向右转时，左拳轻叩右肩部，同时右拳轻叩右侧腰部。如此一前一后，叩打 20～30 次。注意肌肉要放松，动作要协调。

7. 第七节：呼吸练习

自然站立，双手叉腰，安静呼吸 6～8 次。

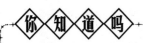

只要按照上述步骤长期做下去，你的心脏会越来越健康。

达摩祖师可能有心脏病

经常走动的人不易患心脏病，如外交官患心脏病就比较少，因为他们每天都走很多的路。但是禅宗祖师达摩却可能一直被心脏病困扰。他面壁 9 年，一直在打坐，达摩其人被描绘成肤色发红、体形圆胖的样子，这不禁使人想到他可能是心脏病或高血压病患者。

冠心病患者的舞蹈疗法

舞蹈能调节心理情志，缓解精神压力。进行舞蹈活动时，人们能全身心沉浸在舞蹈艺术所构建的特殊氛围之中，通过优美而有节奏的动作、和谐的音乐，来忘却所有忧愁烦恼，宣泄积怨郁愤，达到心理的平衡、精神的松弛。长时间的艺术熏陶，还有利于形成积极、向上的人格，更好地适应社会。

冠心病患者可以通过跳舞来进行治疗，但跳舞时要注意以下几方面：

1. 形式要适宜

临床症状明显时，以欣赏舞蹈为宜；病情稳定后，可适当参与舞蹈运动，应结合个人爱好选择舞蹈种类，且舞蹈应简单易学，以治病为目的，不必要求舞蹈的艺术性。另外，舞蹈种类应有所变换，以免单调乏味，影响疗效。目前流行的老年人健身操和集体舞，值得推荐给冠心病患者。

2. 强度要适中

冠心病患者的舞蹈运动不能过于剧烈，以柔美、和缓为主；锻炼后自感周身微热、心胸畅快为最佳。若出现胸闷、心悸、乏力等异常现象，则须停止锻炼，必要时要到医院进行治疗；若感到疲劳，则提示运动量偏大，须适当调整运动量。

3. 时间有节

舞蹈运动时间不宜过长，一般每日可进行 1～2 次，每次 1 小时左右，以 1 个月为一疗程为宜。舞蹈运动不宜在饭后立即进行，应推迟到进食半小时之后；睡眠前1小时也不要进行舞蹈运动。

专家提示

跳舞能舒筋活络、通利关节、宽胸理气、行气活血。有节奏的舞蹈运动，可直接起到畅通气血、舒筋活络的作用，而观赏风采各异的舞蹈亦可使人心旷神怡、气血畅通。另外，一定的舞蹈活动量，可加速血液循环，增强呼吸运动，从而使心肺功能得到锻炼。跳舞之后，会使人有宽胸畅怀、豁然开朗、周身微热、气血通达之感。

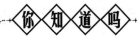

自测心脏功能

心脏是人体重要的生命器官，保护心脏就是珍惜生命，但是越来越多的人患了冠心病却浑然不知。下面就介绍一下瑞典体育联合会多年研究测定心脏功能的一种简易方法，其步骤如下：

（1）静坐5分钟，测出15秒钟的脉搏数，将所得数乘以4，即得出1分钟的脉搏数。标以P1。

（2）做下蹲动作30次，每秒钟1次，做30秒，然后立即测脉搏15秒，将所得数乘4，即得出1分钟脉搏数。标以P2。

（3）休息 1 分钟后再测脉搏，测 15 秒钟脉搏数，再将所得数乘以 4，即得出 1 分钟的脉搏数。标以 P3。

（4）按下列公式计算：（P1＋P2＋P3－200）÷10＝结果数，结果数等于 0 或小于 0 时，心脏功能为最好；结果数等于 0～5 时，心脏功能为好；结果数等于 6～10 时，心脏功能为一般；结果数等于 11～15 时，心脏功能不好；结果数大于 16 时，心脏功能很坏。已经知道自己心脏功能不好者，在下蹲时要特别当心，量力而行，不能过激，避免发生意外。

经常散步是治疗冠心病的良药

冠心病患者在病情稳定时，可每天在平地上散步，这是一种良好的有氧代谢过程，对心血管和呼吸系统有很好的保健作用。

1. 散步的时间

一般选择在傍晚进行。

2. 散步的地点

应选择空气新鲜、环境优美的区域，并且选择好行走路线，测定路程的长度和确定休息的适当位置，以便掌握和控制好活动量。

3. 散步的持续时间

应根据患者的病情及体质不同而定，但最短不少于 15 分钟，最长不超过 1 小时，一般以 20～30 分钟为宜。

4. 散步的速度

因人而异。中等速度的步速每分钟 110～115 步，每小时 3～5 千米；快速步行每分钟为 120～125 步，每小时 5.5～6 千米。冠心病患者一般应采取中等速度。

在步行中，应根据体力情况适当休息 1～2 次，每次 3～5 分钟；以后可逐渐增加步行速度和持续时间，直至达到每小时 3～5 千米的速度，步行 30 分钟可休息 5 分钟，且应坚持每日散步 2 次。

5. 散步路线及方法举例

第一条路线可平路往返 1600 米，先用 15 分钟走完 800 米，休息 3 分钟，回程再用 15 分钟走完 800 米。第二条路线可平路往返 2000 米，先用 18 分钟走完 1000 米，休息 3～5 分钟，回程再用 18 分钟走完 1000 米。

专家提示

应该注意的是，患者在散步前和散步结束后即刻、3 分钟、5 分钟各测脉搏 1 次，并记录下来，作为制订合理运动计划的参考。

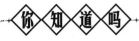

适当走路，有益健康

适当的运动有利健康，但是运动量不宜过大。人有两条腿，这就是最好的运动工具。走路可维持身体的健康，是不可缺少且简单易行的健身方法。

走路有增强心肺功能、促进血液循环、增强肌肉及血管弹性的作用，并可调节血压、消除精神紧张、增强机体抵抗力、增加运动耐力等。

但是，如果走路的方法不正确，也达不到预期效果。应采取正确的走路方式以迈出健康"第一步"。

那么，什么是正确的走路方式呢？

两手摆动，挺胸，步子要直，不间断地走1～2千米；在土道上、土坡上及草地上走路；走路的快慢以达到额头有少许汗珠的程度为宜；每日1万步以上。这就是理想的走路方式。

冠心病患者跑步七叮咛

跑步是常见的体育运动。一般来说，青年人宜快跑，中年人宜慢跑，老年人宜小跑，体弱多病者和冠心病患者只宜散步或者小跑。跑步时要注意以下7个方面：

（1）不要进行突发性的跑步，在开始之前应先散步、甩臂，10 分钟后方可进行，先慢而后逐渐加快。

（2）对于冠心病患者来说，跑步的速度不宜过快，距离也不宜过远，且时间不宜过长，以身体能耐受为度，可自测心率、呼吸，心率不宜超过 100 次/分，呼吸不宜超过 25 次/分，总距离不宜超过 5000 米。

（3）跑步量应根据自己的体能严格控制，不要勉强自己。有冠心病、高血压病、心律失常病史者，跑步宜谨慎，运动量宜小。如感到心悸、头昏、乏力，应立即减量，但最好不要骤停。

（4）有心肌梗死、脑血管意外病史者，最好晨起散步，呼吸新鲜空气，避免跑跳。

（5）失眠、低血糖者，晨起时可先进食少量食物（如牛奶、豆浆等）再跑步。

（6）跑步中若发生心律失常、心绞痛，应立即停止运动，并服用适当药品。有此类病史者，应备好急救药盒，并学会使用急救药盒的方法。

（7）跑步结束后不要立即停下来，应继续散散步，使身体慢慢恢复到休息状态。

专家提示

冠心病患者在跑步时一定要遵循上述的叮咛，如果有不适感，应马上停止跑步，并且到医院就诊。

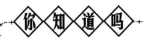

三类老人不宜跑步锻炼

（1）过于肥胖的老年人，如 60 岁以上男性、50 岁以上女性不宜跑步，以打太极拳、练气功或做体操为宜。

（2）患有严重冠心病、高血压病等疾病的老人不宜跑步。因为这类患者在跑步时，身体的耗氧量会增加，易导致身体缺氧，比平常人更易诱发心肌梗死或脑血管意外。

（3）患有隐匿性疾病的老年人不宜跑步，因为这类患者在跑步时有可能诱发潜在的疾病。

骑自行车，让心脏做运动

骑自行车对心脏的作用，可与长跑和游泳相媲美，只是受天气的影响较大。经常骑自行车可增强心肺功能，使心脏收缩力增强，血管弹性增加。

在我国，家庭中大都有自行车，它既是交通工具，又是很好的锻炼器材，特别是骑自行车上下班，既节省时间，又能达到锻炼的目的。在骑自行车锻炼前，应调整好自行车车座的高度和车把的弯度，行车中保持身体稍向前倾，避免用力握把。若有意识地骑自行车锻炼，应避开上下班人员流动的高峰时间，或将锻炼安排在运动场内为宜。在交通道路上进行锻炼时，要把握好速度，遵守交通规则。若路上车辆较多时，速度不要太快。下雨、下雪及刮风等天气，不宜骑自行车进行锻炼。至于骑自行车锻炼的距离和速度，可参照步行锻炼的距离和速度加倍进行。

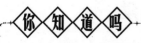

在一些健身房内，设有自行车测功计（简称功率车）或固定的自行车台，它作为室外运动的一种补充手段，亦可达到锻炼的目的。这种运动器械不仅对下肢肌肉是一种力量性训练，而且对心血管系统也是一种耐力性有氧训练。锻炼方法可采用间歇运动逐步增量法，即每运动 3 分钟后，就地休息 3 分钟，然后再进行，并逐步增加运动量。

你知道吗

根据运动状况自查心脏病

以下所讲的老年人心脏病自测方法是由美国哈佛大学医科教授总结出来的：

（1）终止体力活动 10 分钟后仍无法恢复正常体力。

（2）剧烈运动后心脏剧烈跳动（＞100 次/分）持续 10 分钟以上。

（3）剧烈运动后整天均有一种疲倦感。

（4）如果白天活动剧烈，夜晚则无法安眠。

（5）停止某种体力活动后仍继续感到呼吸紧迫不适，并持续 10～15 分钟之久。

如果以上 5 种情况全具有，表示你已患上心脏病；如果你具有上述 2～3 种情况，表示你的心脏可能有些问题，应当去心血管医生。

不要突然做剧烈的运动

经常活动身体的人同不经常活动身体的人相比，后者更易患心绞痛和心肌梗死。所以，不运动身体的人应定期做体育运动，以远离冠状动脉性疾病。做体育运动什么项目都可，流行的如慢跑、打网球、打高尔夫球等，最好从适合自己的项目开始。二十几岁的人就不用说了，如果 30 岁以上的人想开始做体育运动，应先到医院接受健康检查，看看有无异常，然后再选择适合自己的运动项目。

但是，有些情况下体育运动对健康是有害的，特别是患有先天性心脏病、心脏瓣膜疾病、高血压病、冠心病等疾病时应避免做剧烈的体育运动。有些人虽然患有这些疾病，但自己不知道，也无任何自觉症状，在接受体检时才知道患病。如果做了剧烈的运动，给心脏带来巨大负担，会导致严重的后果。

另外，刚开始时不要做剧烈运动。因为即使是没有心脏病的人，如果突然做剧烈运动对心脏也会产生很大的负担。所以，不要一下子就做剧烈运动，而应花些时间让身体有一个慢慢适应的过程。

还应注意不要进行可在短时间内给心脏造成很大负荷的运动，如举重、健美以及与对手互争胜负的运动。患有心脏病的患者尤其要注意这一点，因为这些运动可使体内儿茶酚胺分泌增多，进而增加心脏病的突发率。

即使健康人在运动时也要量力而行，不要勉强。中老年人不像年轻人那样精力充沛，更应把握好自己的运动量。运动时不要使自己身体过热，应保持一种轻松愉快、悠然自得的心情。为健康目的而进行的运动应该是寓健于乐，而不是非要使自己在某个项目上多么优秀，或与别人比个谁赢谁输。

专家提示

运动前应先做热身运动，运动后应做整理体操。如果开始就做剧烈运动，会急剧加重心脏负担。另外，正在做剧烈运动时不要突然停止，因为突然停止会使血压急剧下降，脑血流量减少，使人出现站立眩晕。

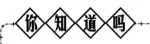

有利于和不利于心脏的运动大 PK

不利于心脏的无氧运动	有利于心脏的有氧运动
短跑	步行
举重	慢跑
跳高	骑自行车
投掷	打网球
肌肉锻炼	打高尔夫
潜泳	游泳
引体向上	健身操
……	……

心脏病患者不宜做局部锻炼

心脏病患者选择合适的运动方式将有助于身体的康复。如果心脏病患者做全身性的运动，则病情不易发作；但是若做局部运动，则容易诱发心脏病。这是由机体的供血方式以及由此而引起的血压变化决定的。机体的血液供应一般遵循"多劳多得"的原则。在进行局部运动时，局部的肌肉活动量增多，则该部肌肉血管扩张的程度也会增大，获得的血液也会增多。但由于体内的血液供应量是一定的，而为了供应活动肌肉增大的需血量，不活动的肌肉血管就会收缩，进而引起血压显著升高，加重心脏负担。在心功能本来就弱的情况下，患者容易发生心肌梗死等意外。

如果全身的肌肉在活动，血压在运动开始后有轻微地升高，随后会由于全身肌肉血管舒张而恢复至原来水平。这样的活动既没有加重心脏负担，又达到了锻炼的目的。因此，老年人和心脏病患者在进行局部肌肉活动时必须征得医生的同意。

专家提示

老年人和心脏病患者不宜进行局部肌肉活动，如用哑铃、拉力器、单双杠等进行锻炼。可进行一些轻松愉快又不至于增加心脏负担的全身性活动，如跳交谊舞、做广播操、打太极拳等。

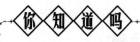

餐后运动多危险

心绞痛的发作在每天上午最多，其中有许多是在就餐过程中及就餐后发生的。这是因为进餐可导致心率加快、血压略有上升，由此心脏的工作量会增加，心肌的耗氧量也会增加。而对于患有冠状动脉粥样硬化的患者来说，冠状动脉不能供给相应需要增加的氧气量而出现胸痛等，临床上叫做餐后心绞痛。

因此，一定要注意餐后一段时间不要做剧烈运动，以免自讨苦吃。餐后应尽可能安静，以免加重心脏负担。另外，操心劳神以及精神兴奋都可使血压上升，也应引起注意，平时应保持悠然自得、轻松自在的心情。

平常即使做简单的运动，心脏病及高血压患者在有些情况下也易出危险。特别是心脏瓣膜病和心绞痛的患者应做心电图运动试验，以确认可做什么程度的运动。

但是，如果以心脏不好为理由，什么运动都不做，只会使心脏功能越来越弱。

瑜伽健身法

我们常说"病由心生"，这句话表示精神性的压力对身体有绝对的不良影响。

目前，心肌梗死和心绞痛易发生在具有 A 型性格的人群，表示对于压力抵抗力较弱的人很容易患这一类的疾病，许多论点都认为在这类疾病的治疗上应由精神方面着手。

"回到家里头脑里面想的还是工作……""最近很容易暴

躁、发怒……"这一类的人首先必须找回心里原有的平静。

瑜伽术，是近年颇受重视的健康法里面的一种，尤其是以重视"心"的功能而闻名。调整呼吸、姿势，调节心理，解放身心，寻找无我的境界，是瑜伽的最高目的。

以下就介绍一下瑜伽最基本也是最重要的姿势。

首先，平躺，放松，除去体内的紧张。如果很难放松肩膀，可将双手交叉在胸部的上方，几次慢慢地放开，最后大力地分开垂放下来。

（1）双手双脚像抛出去的感觉，放松仰卧，双手稍和身体分开。

（2）自身体深处慢慢地将气吐出，放松，头部慢慢地向左右移动，慢慢地深呼吸，仿佛连肚脐下方都充气般地大口吸气，再像全身的气力被抽出般地吐气。

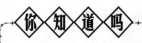

经常练习瑜伽对加速血液循环、调整自律神经及高血压、自律神经失调症十分有效。

你知道吗

冠心病患者睡前和早起时的运动安排

心绞痛患者宜在睡前和早晨起床后散步，早晨起床前应做胸部按摩。

睡眠时心排血量减少，冠状动脉内腔缩小，血压处于最低点，血脂容易在血管内沉淀。晚饭后血黏度增加，容易发生心肌梗死和心绞痛。睡前散步，可使下肢末梢血管血流加快、新陈代谢增加，有利于心肌梗死和心绞痛的防治。早、晚散步 10～20 分钟，并在散步前饮一杯水，可使血黏度下降。

冠心病患者早晨起床后可因活动量较大而发生心绞痛和心肌梗死，故起床后应尽量减少剧烈活动，可在起床前做胸部按摩，方法是：仰卧，将左右两手掌重叠于心前区，然后按顺时针方向旋转 50 次，接着又按逆时针方向旋转 50 次。完成后可舒展手臂，活动上肢。待自我感觉良好后再起床。

第 7 章

调整心态，保养心脏

　　人的情绪急剧变化会导致血压升高、心跳加快，而不良情绪也往往是导致各种身心疾病的基础。在日常生活中，经常可以看到由于愤怒而诱发心绞痛，甚至心肌梗死和心力衰竭的情况。所以，冠心病患者平时应保持心理平衡、心情愉快，尽量避免不良心理因素的产生。

健康测试

你是轻松兴奋的人吗

1. 你不擅长说笑话、讲趣事。

A. 是的 B. 难以确定 C. 不是的

2. 多数人认为你是一个说话风趣的人。

A. 是的 B. 不一定 C. 不是的

3. 喜欢看电影或参加其他娱乐活动。

A. 超过一般人 B. 和一般人相仿 C. 比一般人少

4. 和一般人相比，你的朋友的确太少。

A. 是的 B. 难以确定 C. 不是的

5. 不到万不得已，你总是避免参加应酬性活动。

A. 是的 B. 难以确定 C. 不是的

6. 单独跟异性谈话时，总显得不太自然。

A. 是的 B. 不太确定 C. 不是的

7. 在待人接物方面，一直不太成功。

A. 是的 B. 不完全这样 C. 不是的

8. 喜欢向朋友讲述一些你个人有趣的经历。

A. 是的 B. 不一定 C. 不是的

9. 你宁愿做一个：

A. 演员 B. 不确定 C. 建筑师

10. 你爱穿朴素的衣服，不欣赏华丽的服装。

A. 是的 B. 不太确定 C. 不是的

11. 你认为安静的自娱远远胜过热闹的宴会。

A. 是的　B. 不确定　C. 不是的

12. 通常人们认为你是一个活跃、热情的人。

A. 是的　B. 说不准　C. 不是的

13. 喜欢借出差机会多做一些工作。

A. 是的　B. 不一定　C. 不是的

相应的分数如下：

1. A——0　B——1　C——2

2. A——2　B——1　C——0

3. A——2　B——1　C——0

4. A——0　B——1　C——2

5. A——0　B——1　C——2

6. A——0　B——1　C——2

7. A——0　B——1　C——2

8. A——2　B——1　C——0

9. A——2　B——1　C——0

10. A——0　B——1　C——2

11. A——0　B——1　C——2

12. A——2　B——1　C——0

13. A——2　B——1　C——0

测试说明

如果分数为 0～8 分，你是一位很严肃的人，且不善于发言。通常表现较消极、抑郁。你的这种个性像无形的障碍，使别人与你保持距离，对你有敬畏感。

如果分数为 9～12 分，你往往既不沉默寡言，也不夸夸其谈，做事稳健可靠。

如果分数为 13～26 分，你是一位活泼、愉快、健谈的人，对人、对事热心而富于感情；有时可能过分激动，以至行为波动多变化。切记：遇事要冷静。

健康的心理情绪是冠心病的克星

长期以来，人们一直怀疑精神因素会促发或加重冠心病，因为据观察，恐惧、焦虑、愤怒、狂喜等精神因素，都会引起心率、心律、心输出量和心搏出量的改变及血压的升高。一个人对某一件事情或对自己的职业、职位、处境、生活等外界环境因素自觉或不自觉的意念，对其情绪反应及心脏效应的质和量都起着相当重要的作用，如果超过一定的限度，就会变成一种不良刺激。此外，某些外界的信息、体内的刺激、思维和想象活动，也都有上述作用。强烈的、长期的情绪异常会引起心脏功能障碍等多种疾病。精神上的长期压力或负担，常被视为诱发缺血性心脏病的一种重要因素。当一个人感到胸痛或发现其心脏功能有不良变化时，不论这些变化的起源如何，往往首先会产生恐惧心理，从而加重其心血管疾病的症状。在同样的职业和相近的膳食条件下，大城市里的居民患冠心病的数量要比小城市或农村地区的居民多。大城市里生活高度紧张，加上噪声的影响，人们的精神负担过重，这是造成冠心病患者增多的重要原因之一。

生活中的刺激性事件会逐渐产生或加重冠心病。在精神脆弱的人群中，冠心病的急性发作率和病死率常会急剧增高。日常生活中，精神刺激和应激常常是冠心病急性发作的重要原因。从生活事件发生的频率和感受强度值来看，患冠心病的人群均显著高于正常人群。生活事件主要有任务负担过重，工作不顺利，对子女管教困难，子女就业、个人问题受挫，健康欠佳，还包括配偶死亡、迁居、失业等，常伴有强烈的情绪改变。临床资料表明，心肌梗死患者在发病前所经历的生活应激次数要比正常人多。生活方式的改变，晋职升级、乔迁新居、生意上的成功和发达、突然听到好消息等引起精神过度兴奋，突然听到亲人去世的消息、失去具体的或象征性的爱物后产生的精神抑郁、苦闷或损失感、失望和孤独心理，受到威胁或感到压力后的恐惧、害怕和焦虑心理等，都可促使患冠心病的人发生心绞痛、心肌梗死甚至猝死。医学专家目前已将冠心病患者生活方式的急剧变化视作急性心肌梗死的触发器和加速器。所以，对于已经罹患有冠心病的患者来说，要预防心绞痛、心肌梗死和心源性猝死等冠心病严重并发症的急性发作，就得避免上述各种不利的精神刺激。

刺激性生活事件会对人们的精神造成损害。临床上会出现焦虑、抑郁等负性情绪，可引起体内交感神经活动增强，引发一系列的病理、生理变化，如儿茶酚胺的过量分泌、脂质代谢紊乱、多种促凝物质和有加强血管收缩作用的血栓素的释放、心率加快、血压升高等，其结果是心肌供血供氧减少，而心肌耗氧增多，促发或加重心绞痛、心律失常及心力衰竭。

冠心病、心绞痛或急性心肌梗死的发生会引起焦虑、悲观、精神紧张等一系列负性情绪，这些负性情绪又反过来加重或再次触发心绞痛和急性心肌梗死。冠心病患者患病后以焦虑情绪为主的抑郁、强迫性、敌对性、思维迟缓、睡眠障碍等心理症状与躯体症状并存，相互影响。冠心病患者入院后，常出现忧虑与恐惧的心理，因为对一切均感陌生，心情紧张、恐惧不安，急于探听自己的病情。由于对自己的疾病认识不足，为自己的安全担心而不思饮食、夜不能寐；又因患者需卧床休息，生活不能自理以及不能下床活动，而感到度日如年，产生急躁心理。

专家提示

心理社会因素和生物学因素对冠心病的防治同样重要，但从目前的实际情况来看，医护人员和患者家属对心理社会因素的上述触发或加重作用往往了解得较少，或未放在重要位置。

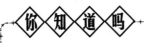

保持平和而稳定的心态

不良情感和应激情绪在心血管系统疾病的发生中起着重要作用。外界各种刺激可以使心率加快、血压上升、心肌耗氧量增加，引起心肌相对缺血，容易诱发心绞痛。因此，冠心病患者应该经常保持神志安宁、心情舒畅，避免精神刺激和情绪激动。有学者报道，善于控制情绪的冠心病患者要比不能控制情绪的病情轻得多。解除不良心理活动，保持平和而稳定的心态，对防治冠心病有着非常积极的作用。

保持心理平衡，有两方面的含义。一方面是指遇到不如意或者令人沮丧的事情时，不要精神紧张、情绪激动、焦虑忧郁，而应保持乐观的生活态度、安宁愉快的心境、轻松的精神状态。下棋画画、养鸟种花、练气功、打太极拳、心理咨询都有助于改善低落的心理状态。音乐也能陶冶情操，心情烦闷时，听上一曲《春江花月夜》；情绪不好时，来一曲《金蛇狂舞》；夜间失眠时，欣赏一曲《二泉映月》等都有良好效果。另一方面，冠心病患者在遇到或者听到令人高兴的事情时，也不要精神过度兴奋、得意忘形，要善于控制自己的情绪，做到宠辱不惊。

冠心病患者自我心理调护五个方法

生活中遇到不顺心的事情时，冠心病患者如何做好自我调适呢？

1. 少管闲事

许多非原则性问题，眼不见心不烦。遇到麻烦了，暂时先回避一下，事后再做冷静处理。虽然这种做法是消极的，但可帮助患者尽量避开生活中易怒的刺激，以免发怒而加重冠心病病情。

2. 要想得开

要善于安慰自己，设法使自己从不幸的事情中解脱出来。当遭受挫折或达不到某一目标时，给自己寻找一些理由加以解释，使这种现象成为合情合理的事情。在日常生活中，经常有些人运用这种方式来调节自己的情绪。生活中拥有"知足常乐"的心态，对冠心病患者来说，也会收到良好的效果。

3. 减轻心理压力

产生愤怒情绪时，要学会使用迁怒的方法，减轻自己的怒气，减轻心理压力。不要固执己见，要善于倾听别人的观点，在处理事情的过程中做出合理的让步。即使自己正确，也不要与人争吵，待自己悄悄把事情办好后，再让对方在实践的过程中认识到自己的错误。

4. 转移注意力

一些道德修养和文化修养较高的冠心病患者，在遇到不良情绪刺激时，还可通过做其他事情来控制不良情绪的发生或减轻情绪反应，如画画、作诗、写文章，或阅读一些有关加强道德修养方面的书籍等。

5. 与人交流

把自己烦恼的事情向亲友或同事中较能谈得来的人倾诉，让他们帮自己想办法，解决问题，并可以得到他们的安慰和精神上的支持。这种做法对冠心病患者来说也是一种好的心理宣泄方法。

专家提示

心理调适对冠心病患者病情的恢复起着不可低估的作用。

适当使用冠心病的自我放松疗法

冠心病患者的行为心理疗法也就是自我放松疗法，是利用有关自我放松学习的原则和方式，去克服非适应性的行为习惯；是一种在医生指导下，主要由患者自己控制的治疗方法。常用的放松疗法有以下几种：

1. 静默法

以我国气功中的静功最好。可采取坐式或卧式，还有站桩式，主要是调整呼吸、排除杂念、意守丹田、入静。印度的瑜伽、日本的坐禅都属于这种方法。

2. 松弛法

该方法简单易行，只要掌握几项要领即可。如：①环境舒适、安静；②排除杂念和保持深慢呼吸；③放松全身肌肉；④姿势轻松；⑤重复默念（做到意静）。每次松弛20分钟，每日1～2次，坚持训练1～6个月，可出现愉快感、轻松感、休息感和发热感。

3. 渐进性放松

此法由美国生理学家创立，是一种由局部到全身、由紧张到松弛的肌肉松弛训练，与我国的气功和太极拳相似，有助于全身肌肉的放松，促进血液循环，平稳呼吸，增强个体应付紧张事件的能力。患者应在医生指导下进行训练，其方法是：

（1）被试者处于舒适位置，如卧位或坐位。指导者先令其学习放松，深慢呼吸，在深吸气后屏息几秒钟，然后慢慢呼出，同时体验全身肌肉紧张及松弛状态的感觉。反复练习几次后，使被试者完全静下来。

（2）指导者先从手部放松开始训练，先握紧双手，吸气，屏息，呼气，同时松手，使手部肌肉放松，然后依次是前臂、肱二头肌、头颈部、肩部、胸部、背部、腹部、大腿肌、小腿肌、脚部，进行肌群的放松和收缩，使被试者体验紧张和松弛的差别。

（3）经过反复训练，被试者就会学会简单的肌群放松的回忆，这样就能在紧张时自动放松。此后，患者在任何情况下，依个人对放松的感觉，反射性地使自己放松。

专家提示

冠心病自我放松疗法的种类很多，总体来说可用"静""松"二字来形容，是经过长期训练，使全身发生条件反射性松弛反应，从而对抗许多心理紧张症状的一种方法。

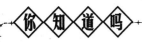

减压的方法

（1）保持良好的身体健康状况，定期进行体育运动。

（2）接受自己的能力、缺点、成功和失败。

（3）拥有至少一个能够坦诚交谈的好朋友。

（4）用积极的、有建设性的行动来对付紧张。

（5）除与同事交流外，保持自己的社交生活。

（6）从事工作以外的创造性活动，培养业余爱好。

（7）从事有意义的工作，也可以做些善事。

（8）用分析法对待工作压力。

心肌梗死患者如何克服心理障碍

心肌梗死属冠心病的一种类型，严重时可导致突发性死亡，所以心肌梗死容易给患者心理上造成很大负担。在心肌梗死患者中，普遍存在着以下几方面的心理障碍：

（1）忧虑是心肌梗死患者最大的特征，他们经常会感到空虚且伤感，还时而表现出急躁的情绪，对什么事都耿耿于怀，遇事好动感情、易激动。

（2）缺乏自信，容易悲伤和焦虑，将疾病视为"不治之症"，拒绝与医生合作。

（3）怀疑自己的病情日益加重。

（4）对自己的前途悲观失望，顾虑重重，以至于生活变得没有规律，甚至对自己的一些不良嗜好也不去主动节制，整天混日子。

心肌梗死患者这些心理方面的障碍，对疾病的治疗不仅有很大的抑制作用，而且还可能促使病情恶化。

专家提示

心肌梗死患者坚持心理治疗和护理、排除多种心理障碍是至关重要的。

修身养性，加强自我心理调节

"健康的身体有赖于健全的精神"，可见，正确的人生观是非常重要的。遇事乐观、积极，不急躁、不悲观，尽量消除过分的紧张情绪；要有镇定而充满信心的精神，能够经得起挫折、失败，而不陷于消沉绝望；对身体状况有合理的关注和持之以恒的锻炼，不要有过分的恐惧和疑心等。所有这些对于工作、学习、生活都是十分重要的，对于保持健康的体魄以至益寿延年也是大有帮助的。

千万不要给自己制订一些难以达到的目标，不要勉强去做那些做不到的事情，要正确认识自己的现状，不要对很多事情大包大揽。要面对现实，做事要量力而行。可以将一件大而繁杂的工作分成若干小份，根据事情的轻重缓急做力所能及的事，切莫逞能，以免完不成工作而心灰意冷。工作时要集中精力、沉着冷静、稳扎稳打。紧张的工作之余，适当地松弛松弛，听听音乐，看看报纸，下下棋或者哼上几段曲子，不仅有利于次日的工作，也有利于冠心病的预防。

面对工作和生活上的不如意，应当学会自我排解，保持乐观的心情、健康的心态。自我价值取向应客观，符合社会现实，且应学会放弃。在与同事交往过程中，要严于律己，宽以待人，采取与人为善的态度，做到大事不糊涂、小事不计较，宁愿自己吃亏，不愿为难别人，这样就会使自己始终处于一个欢乐、和睦、友爱、团结的环境之中。遇到不愉快的事情，切勿发火、生气，可以转移注意力，离开现场，理智让步，不争高低。对待不合自己心意的事情，应该宽容体谅，急躁、发怒不但对解决问题没有帮助，反而有伤身体。做到遇事不躁不怒，心境从容坦荡，精神乐观。

专家提示

尽量多参加一些社会活动，多与人们接触和交往，可以结交一些说话风趣、使人愉快的朋友。心情紧张时，就找朋友聊聊天、喝喝茶。对于不利的环境要设法去改造它，并学会适应环境。切不可独困斗室，无所事事，懒散无聊，唉声叹气。

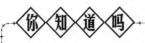

创造一个良好的家庭氛围

　　和睦的家庭是健康所不可缺少的因素，它可以使人的心理得到某种满足，从而感到家庭的温暖。调查表明，长期单身的未婚者和离婚者，平均寿命要比有和睦家庭者缩短 5 年左右。美国纽约州立大学的研究人员对 120 名带着血压监测仪的自愿者进行了为期 6 天的测试后发现，当一个人与其所爱的人在一起时，他轻松的心情会对心脏非常有益，可以使血压降低。人们与其配偶或者父母等亲近的人在一起时，他们的血压会有轻微降低，即使他们之间的关系不是特别亲密，血压也会有所降低。血压降低的幅度虽然不大，但是非常重要。另外，这种亲密关系也可以使人延年益寿。

　　良好的婚姻不仅可以使老年人在生活上互相照顾，还可以使他们在心理上互相安慰。大多数长寿老年人都有和睦的家庭生活。老年人如果能与家人生活在一起，保持和睦的家庭关系，会有一种儿孙满堂的幸福感。子女的孝敬、亲人的关怀都会使老年人倍感家庭的温暖，从而减少冠心病的发生。

神经质的人易发生猝死

由于社会及生活环境会给人造成精神紧张，而精神紧张时交感神经与副交感神经之间的平衡会遭到破坏。

交感神经兴奋可使脉搏加快，使身体呈现活跃的状态；副交感神经兴奋时正相反，具有抑制身体活跃的作用，使身体呈现安静的状态。如果这些神经过度兴奋就会打破它们之间的平衡，造成精神紧张，从而对身体产生不良影响。

另外，精神紧张可刺激交感神经，导致血管过度收缩，使心脏工作量加大。长期持续精神紧张，可导致血液发生凝固。

所以，只要有动脉粥样硬化，再加上经常的精神紧张，就容易导致斑块破裂、血栓形成、心肌受损，从而引发心脏病。

精神脆弱的人有些是雄心勃勃、精力充沛、不知疲倦的人，更有甚者做事情喜欢尽善尽美，强迫自己不顾身体情况埋头苦干。这种人由于责任感很强，每日除了工作之外别无他想。由于做事喜欢尽善尽美，总觉得自己的工作没有做好，经常对自己感到不满，从而郁郁寡欢、精神焦虑。

有学者将人的性格分为"交感神经紧张型"和"副交感神经紧张型"两种。前者特征为：容易兴奋，目光敏锐，脉搏快，唾液、眼泪、胃液分泌减少，胃肠紧张度降低，易患胃下垂，皮肤温暖、红润且干燥；后者特征为：安静寡语，双眼凹陷，脉搏缓慢、血压偏低，眼泪、唾液、胃液分泌多，易出汗，易便秘。

对 100 名年轻冠心病患者（40 岁以下）进行了一次与精神压力有关的调查，其结果表明：长期身居要职者占调查人数的 91%；长期每周工作 60 小时以上者占 46%；身兼双职以上者占 25%；对工作不满意者占 20%。

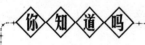

患心脏病的年轻人中有很多属于"工作中毒症"，头脑中想的全是工作，挥之不去，即使身体休息的时候，他的"心"也休息不了，所以经常处于精神紧张状态。这样的人极易成为猝死的牺牲品。

你知道吗

自我心理调节保健操

具体动作如下：

（1）自然站立或自然坐在椅子上，双眼平视，全身放松，双脚分开与肩同宽，面带微笑。

（2）右手手掌放在胸部心脏处，然后，右手手掌按顺时针方向按摩心脏 1 圈，按摩一次大约 3 秒钟，共做 36 次；同时口中念出"气血通畅"或心中默念"气血通畅"。

（3）左手手掌放在胸部心脏处，然后，左手手掌沿顺时针方向在心脏部位转圈按摩；同时口中念出或心中默念"气血通畅"。左手在心脏部位转圈按摩一次大约 3 秒钟，共做 36 次。

（4）双手握拳放在胸前 30 厘米处，双手十指同时张开。面带微笑，嘴微张开，同时口中念出或心中默念"气血通畅、心理平衡"。每做一次约 3 秒钟，十指张开后再握拳，再十指张开，重复以上动作，共做 9 次，大约 27 秒钟。

冠心病的自我心理调节保健操，每做一次需要 4 分钟左右。每日做 3 次，上午、中午、晚上各 1 次，大约需 12 分钟。坚持练冠心病自我心理调节保健操，不仅对治疗冠心病有益处，而且对恢复和保持心理平衡也有帮助。

第 8 章

巧用中医防治心脏病

　　心脏病患者如果在坚持合理饮食、适当运动、药物治疗的同时，再配合使用中医药膳、心脏按摩、手足按摩等疗法，则可以大大提高内脏功能，使全身活跃起来，非常有助于治疗。

健康测试

察颜观色"心脏病"

心脏病患者在病情发作之前，总会有一系列的症状，所以可通过察颜观色法来了解患者的病情。

观察神态：神态是一个心脏病患者的最直观表现，观察一下患者是否有躁动、多言多语、胡言乱语等现象。

观察呼吸：如果在夜间出现阵发性呼吸困难的症状，可能是心力衰竭的早期表现之一。

观察口唇：口唇及肢体末梢发绀说明患者缺氧；口唇苍白则提醒患者可能有休克存在。

观察体位：就是从患者休息体位来判断心力衰竭的轻重。患者开始从高枕平卧位、半卧位到端坐位休息，是心力衰竭逐渐加重的表现。

观察睡眠：睡眠质量好坏是判断一个人心脏功能是否稳定的标准之一。

观察叫声：心脏病患者夜间突然尖叫和抽搐，常提示发生阿斯综合征，属危重病情，需紧急抢救。

如果心脏病患者在夜间出现上述情况时，应予以重视并采取积极措施。

中成药治疗冠心病的五项原则

冠心病是一种慢性疾病，存在发病率高、年轻化的趋势。治疗冠心病有多种药物，其中中药在有效缓解心绞痛及改善心肌缺血方面效果显著，因此有很多患者使用中成药来治疗冠心病。那么，冠心病患者如何选择中成药呢？可以按以下 5 项原则来进行选择。

1. 因地制宜

根据患者所在地的气候差异适当选择中药，如南方气候偏湿温，服参麦液比较适宜；北方偏寒，用心宝比较适宜。

2. 因时制宜

一年四季，春去秋来，每个季节的气候特点不同，所以患者在选药时也要根据这种差异来选药。如果在夏季发生心绞痛，则应该用通脉的药物，如速效救心丸等，而金泽冠心胶囊则四季均可服用。

3. 因人制宜

根据性别、年龄、身体素质及病情对症下药。如体质虚弱者，多用扶正宁心类药物，如心元胶囊等。

4. 因病制宜

心脏病患者经常会有其他并发症，比如合并高血压病、中风等，在选药时应选用"一专多能"的药品。

5. 因药制宜

要选择疗效确切、毒副作用小、剂型适宜的药物。如遇急重症时，选用针剂或速效制剂如参麦针、复方丹参滴丸等。

值得注意的是，患者不可随意中断用药，尤其是隐性冠心病患者，即使无症状，也要坚持服药。在心绞痛发作期，以治"标"为主；在无痛期，应以治"本"为主，切忌久服活血通脉作用较强的药物，如复方丹参片等。在服药的同时，还要注意合理饮食，不宜进食某些对药物疗效有影响的食物，如含服人参者，忌食萝卜等，以免影响疗效。须注意中西药合用的宜忌，如阿司匹林不能与鹿茸、甘草及其制剂一起服用。用药切忌重复、杂乱。同一类型的药物只选用1～2种,否则有害无益。

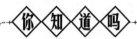

只有正确地选用中成药，才有利于冠心病的治疗。

你 知 道 吗

冠心病患者服用中药的注意事项

除了不良反应之外，服用中药时还有下列事项需要注意：

（1）严格遵守一日、一次的分量。

（2）用量方面，一般来说，10岁左右的儿童为成人的1/2，5岁左右则为成人的1/3，幼儿需减至成人的1/4，或遵医嘱。

（3）尽量在用餐前、空腹时服用。

（4）一般以温热服用为原则。若有出血、欲吐的现象，最好冷却后再服用。

（5）煎煮时，容器以陶壶或不锈钢为主，尽量避免使用铜制品及铁制品。

（6）煎煮后最好马上移至其他容器。

（7）不确定自己的"证"为实证或虚证时，一定要从"虚证"的药开始试服用。

冠心病的敷贴疗法

下面这几种敷贴疗法对治疗冠心病非常有帮助，冠心病患者在采取常规治疗的同时，也可以用敷贴疗法辅助治疗。

1. 敷贴疗法一

材料：降香、檀香、三七、胡椒各 10 克，麝香 0.1 克，冰片 0.25 克，白酒适量。

制作方法：将前 6 味药材研成细末。敷贴前取药末 2 克，用白酒调成药饼，分成 5 份，置于伤湿止痛膏中间，贴敷于膻中穴和双侧内关穴、心俞穴，隔日换药 1 次，连用 5 次为 1 个疗程。

功效：适用于冠心病心绞痛患者。

2. 敷贴疗法二

材料：桃仁、栀子仁各 12 克，蜂蜜 30 毫升。

制作方法：将桃仁、栀子仁一起研成细末，然后用蜂蜜调成糊状，摊于心前区，右侧至胸骨右缘第 3～5 肋间，左侧达心尖搏动处，其范围约为长 7 厘米、宽 5 厘米，再用外用消毒纱布覆盖，并用胶布固定。开始每 3 天换药 1 次，2 次后 7 天换药 1 次，6 次为 1 个疗程。

功效：适用于冠心病心绞痛患者。

3. 敷贴疗法三

材料：檀香、制乳香、制没药、郁金、醋炒元胡各 12 克，冰片 3 克，麝香 0.1 克，二甲亚砜适量。

制作方法：将前 6 味药一起研成细末，并加入麝香，然后调匀。用适量二甲亚砜调成软膏，然后置于伤湿止痛膏的中心，贴敷于双侧内关、膻中穴，每天换药 1 次。

功效：适用于冠心病心肌梗死患者。

专家提示

敷贴疗法属于中药外治法，简便实用，特别适合冠心病患者在家治疗。

冠心病的按摩疗法

按摩对冠心病患者症状的缓解和消除也有一定的作用。冠心病患者可用下面这几种按摩方法来进行辅助治疗。

1. 压内关

用一只手的拇指按住另一前臂内侧的内关穴位（内关穴位是指手腕横纹上两指处，两筋之间），轻轻地先向下按，然后做向心性按压，两手交替进行。对心动过速者，手法上可由轻到重，缓缓进行；对心动过缓者，可采用强烈刺激手法。如果心脏跳动正常，则可按住穴位，左右旋转各 10 次，再紧压 1 分钟。

2. 按摩胸部

以一只手掌紧贴胸部由上向下按摩，用两手交替进行，共按摩 32 次，按摩时不宜隔着衣服。

3. 拍心前区

用右手掌或半握拳拍打心前区，拍打 64 次，拍打轻重以患者能耐受为度。

以上的按摩方法为 1 个月为一疗程，可连续按摩 3 个月。无论进行哪一种按摩，都要集中精神，不能三心二意，用思想意识引导按摩活动，并尽可能与呼吸相配合。

专家提示

压内关对减轻胸闷、心前区不适和调整心律均有帮助，按摩胸部和拍心前区对于消除胸闷、胸痛均有一定效果。

治疗冠心病的常用药膳

药膳是指以日常食品、佐料为主要原料，加入中药材，经烹饪制作成的特殊菜肴。用来治疗冠心病的常用药膳方有：

1. 当归墨鱼

材料：鲜墨鱼或水发墨鱼 200 克，当归 15 克，水发玉兰片 250 克，鸡骨汤 25 毫升，植物油、葱段、姜丝、料酒、盐、酱油、湿淀粉、味精、麻油各适量。

制作方法：

（1）将鲜墨鱼去肠杂、沙囊，洗净，切丝；当归加 200 毫升水煎至约 50 毫升，滤去渣，取汁液浸泡墨鱼丝 30 分钟，捞出墨鱼丝；玉兰片切丝待用。

（2）取炒锅用大火烧热，加精制植物油 30 克，烧至七成热时，下葱段、姜丝，煸出味，再下墨鱼丝、玉兰片丝，快速拌炒，加料酒、盐、酱油后再翻炒。

（3）炒锅内加入鸡骨汤及泡墨鱼的汁，烧沸后用湿淀粉 10 克勾芡，下味精 1 克，淋少许麻油即成。佐餐食用，每日 1～2 次。

功效：有滋阴养血、强志宁神、活血止痛的功效。适用于冠心病、高血压病、瓣膜性心脏病、心律失常（过早搏动、心动过速）证属心肾不交者。食之可改善心悸、失眠、头晕、耳鸣、乏力、遗精、盗汗等症状。

2. 天麻鲤鱼

材料：天麻 30 克，川芎 10 克，鲜鲤鱼 1 尾（约 750 克），白砂糖 5 克，食盐 1 克，味精 0.5 克，胡椒面 0.6 克，香油 5 克，湿淀粉 10 克，葱、生姜各 6 克，料酒 10 毫升，清汤、米各适量。

制作方法：

（1）将鲜鲤鱼去鳞、鳃和内脏，用清水洗干净；川芎置搪瓷锅内，加水约 400 毫升，煎沸 30 分钟后，去渣浓缩至约 15 毫升；天麻用第二次米泔水泡 2～3 小时，捞出天麻置米饭上蒸透，切成片待用。

（2）另取清汤 150 毫升、白砂糖、食盐、味精、胡椒面、香油以及川芎液和湿淀粉，搅匀，作芡汁备用。

（3）将天麻片放入鱼头和鱼腹内，置盆中，然后加入葱、生姜及料酒、清水适量，上笼蒸 30 分钟。

（4）蒸好后拣去葱、姜；另取炒勺将配好的芡汁烧开勾芡，浇在鲤鱼上即成。

功效：具有平肝熄风、活血的功效。适用于冠心病、高血压病，证属阴虚火旺者。天麻、川芎相配，即为《普济方》中的天麻丸方，主治偏正头痛、头晕欲倒等症。现代研究认为：两药均有增加冠状动脉血流量、降压及改善心脑供血的作用。

3. 莲子鳗鲡

材料：鳗鲡 500 克，莲子 50 克，葱段、姜片各 10 克，盐 1 克，料酒 10 毫升，味精 0.5 克，精制豆油 5 克。

制作方法：

鳗鲡去肠杂等，洗净，切成小段（约 4 厘米长），盘圈于盆中。莲子去皮、心洗净，放入鳗鲡盆内。在鳗鲡盆中加入清汤 200 毫升、葱段、姜片、盐、料酒、味精、精制豆油，然后置锅中隔水蒸 60 分钟即成。在晚上吃效果最佳。

功效：具有养心安神健脑、滋肾养肝调脂的功效。用于冠心病、高脂血症、动脉硬化、心脏神经官能症，证属肝肾阴虚者。鳗鲡又称白鳝，其肉质细嫩，富含脂肪，为上等食用养殖鱼类之一。鳗鲡所含脂肪属多价不饱和脂肪酸，主要是 DHA（二十二碳六烯酸）与 EPA（二十碳五烯酸）。DHA 与 EPA 具有调整血脂和抗动脉粥样硬化的效应，可使血浆胆固醇、甘油三酯、低密度脂蛋白的含量降低，使高密度脂蛋白的含量升高；还具有抗血小板聚集作用，能减少冠心病的发生率和病死率。

4. 虫草金龟

材料：金钱龟 2000 克，冬虫夏草 10 克，火腿 30 克，猪瘦肉 120 克，鸡汤 1500 毫升，植物油 60 毫升，葱、姜、料酒、盐、味精、胡椒粉各适量。

制作方法：

（1）将龟放入盆中，倒入开水将龟烫 2～3 分钟，取出后从颈后下刀，揭去硬壳，剁去头和爪尖，刮去黄皮，用清水洗净，剁成块；用开水汆透捞出，洗净；将猪瘦肉也用开水汆透捞出；将冬虫夏草洗净。

（2）锅烧热，倒入精制植物油 60 毫升，放姜、葱略煸（炒）后，倒入龟肉煸炒片刻，入料酒，开后煮 5 分钟，捞出龟肉，原汤弃掉。

（3）将龟肉放钵内，把火腿、猪瘦肉、冬虫夏草放在龟肉的四周，加入鸡汤、葱、姜、料酒、盐（少许），上蒸笼蒸烂，取出，拣去火腿、猪瘦肉、姜、葱，加入少量味精、胡椒粉，尝好咸淡，即可上桌。

功效：具有补肾养心、益精生血的功效。用于治疗冠心病、心律失常（过早搏动等）。冬虫夏草营养丰富，具有抗心肌缺血、抗心律失常、降低胆固醇、降压、促进造血功能、改善肾功能及平喘等药理作用，其药用价值极高。由于产量甚少，故而备受人们珍惜。

专家提示

药膳一直以来都很受患者的喜爱，其不仅能治病，还是一道美食！

常用于心脏病治疗的按摩手法

治疗心脏病时，我们也可以采用按摩的方法，其按摩手法主要包括下面这几种：

1. 推法

推法是用手指或手掌在一个部位或一个穴位上向前推动。用大拇指平面推的称平推，用大拇指侧面推的称侧推。还有用指尖或掌或手掌根部推的。推法作用力较深，范围大小不太一样，指推作用范围较小，而掌推作用范围较大。

2. 揉法

揉法是用指面或手掌在某些部位做揉动。揉动时手指或手掌要紧贴按摩处的皮肤，与皮肤间无移动，而使皮下组织被揉动。所以，揉法作用可深达皮下或肌肉等软组织。

3. 摩法

摩法是用指面或手掌在皮肤上摩动，摩法不紧贴皮肤，仅在皮肤上摩动，所以作用力很表浅。摩动一般按顺时针方向转动，可单手或双手操作。

4. 搓法

搓法是用手背部着力滚动，一搓一回。可单手操作，也可两手操作，作用力较深，作用范围较广，常用在肩、背、腰、大腿等处。另外，可用木料做成滚轴，自我进行搓动按摩。

5. 压法

压法是用手掌心或掌根在体表进行按压。

6. 按法

按法是用指面或手掌在身体某部或穴位上用力向下按压。可用一手按或两手叠加在一起按，按法作用较深。

7. 拿法

拿法是用两指或数指拿住肌肉和软组织，并稍用力提拿。常用于肌肉较多处或穴位上。又有从拿法衍化的一些方法，如弹筋法，是用拇、食二指拿住某条肌肉或肌腱，向一侧拉开，然后使其在两指间滑脱，如弹牛皮筋样，使患者产生强烈的酸胀反应。又如扯法，用拇、食二指拿住一块皮肤和皮下组织，轻轻提起，并拉向一侧，然后使其在两指间滑脱，也造成较强的刺激，扯到皮肤发红为度。

8. 掐法

掐法是用拇指、中指或食指在穴位上做深入的下掐，使患者有强烈的酸胀反应。这是用指头代替针灸的针，所以又叫指针法。另有一种掐法是用一手或两手的拇指端做一排排轻巧而密集的排压，称指切法，对受损伤肿胀的软组织，能起到消肿止痛作用。

9. 点法

点法是用手指的指峰或屈曲的近端指关节，或肘部尺骨鹰嘴突部按压或点击体表。多作用于穴位及压痛点。

10. 振法

振法是用手指或手掌按紧一个部位或穴位，然后将施术手的肌肉都紧张起来，使其发生振动。可用手掌振动来放松肌肉紧张或痉挛，在穴位上手指振动可增强刺激。

11. 拍法

拍法是用手握空拳，以虚掌有节奏地拍打治疗部位，适用于肩背及四肢部。

专家提示

按摩又称"推拿"，对于心脏病患者来说，按摩不仅能令身心得到放松，而且还会使病情有所好转。

适合于心律失常的按摩方法

下面这几种按摩方法有助于治疗心律失常。

1. 按摩方法一

（1）按内关：用一只手的拇指按压另一侧的内关穴，持续 3 分钟。按压时，有较强的酸麻胀感，即是按压住了穴位。

（2）捶前胸：用拳头的拳面自我捶击心前区（左胸部）15拳，用力不要太大，以能忍受为度。

（3）按压胸前：患者仰卧或坐在靠背椅上，两手相叠放在心前区，按压、放松交替进行10～20次。

（4）咳嗽：自己用力，有节律地咳嗽。

2. 按摩方法二

（1）患者俯卧，家人站立其旁，用双手手掌在上背部做3～5遍揉法。

（2）用双手拇指沿脊柱两侧由第1～第7胸椎做3～5遍按压法，取身柱、心俞、神堂穴各1分钟。

（3）患者仰卧，医者用双手手掌由胸部向上经前臂做3遍推法，取膻中、巨阙、郄门、内关穴各1分钟。

（4）室上性心动过速急性发作时，按压颈动脉窦10～20秒钟。一般先按压右侧，无效时再试按压左侧，还可用拇指自大陵经劳宫至中指指根，每侧做5次推按法，点内关穴1～2分钟，力量向手指方向。

3. 按摩方法三

心律失常除器质性外，大部分属于功能性的，自我按摩对功能性心律失常有消减和调整作用。

（1）按穴位：取心俞、厥阴俞、神道、至阳、内关、三阴交。俯卧位，先由家人在背部按摩心俞、厥阴俞、神道、至阳等穴。每穴按摩1分钟，然后患者自己分别在上肢内关穴、下肢三阴交穴按揉1～2分钟。

（2）揉膻中：仰卧位，放松全身，均匀呼吸。将右手的食指、中指、无名指三指并拢，轻轻揉摩两乳间的膻中穴处，力量可由轻渐重，使胸部感觉舒畅为度。

（3）揉摩左胸：仰卧位，将右手掌放在左胸部的心前区，按顺时针方向揉摩 2～3 分钟，使心前区有热的感觉为宜，顺势可用中指指峰按揉中府、乳根穴各 5 分钟。

（4）按摩腹部：仰卧位，放松腹肌，均匀呼吸，两腿屈膝与肩齐宽分开。将左手掌放在右侧的下腹部，用掌根在腹部按顺时针方向做 2～3 次按摩，按摩时先朝右肋，然后横过腹部朝左肋。接着从左朝下腹部，适当用力做 2～3 次按摩，最后把手掌按于心窝处。

（5）拿极泉：取仰卧位或端坐位。用一侧的拇指、食指捏拿对侧腋窝下的大筋（相当极泉穴处）3～5 次，使麻的感觉向手指发散，然后再拿对侧肩井穴 3～5 次。

专家提示

心律失常不会无缘无故地发生，所以不要忽视心律失常给患者带来的危害。

刮痧疗法治疗心绞痛

刮痧疗法是用光滑的硬器具在人体特定部位进行反复的刮、挤、捏、刺等物理刺激，造成皮肤表面瘀血或点状出血，通过刺激体表脉络，以改善人体血液的流通状况。刮痧器具包括刮痧板、瓷汤匙、小酒杯等。

刮痧疗法治疗心绞痛的部位选择：

（1）头部：额中带、右额旁。

（2）背部：督脉（大椎至至阳）、膀胱经（双侧厥阴俞至心俞、神堂）。

（3）胸部：任脉（天突至膻中、巨阙）。

（4）上肢：心包经（双侧郄门至间使、内关）。

（5）下肢：肾经（双侧太溪、三阴交），胃经（足三里）。

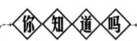

心绞痛发作时可重点刮至阳、双侧心俞、膻中、双侧内关。

你知道吗

刮痧疗法治疗冠心病八注意

（1）充分暴露刮痧部位，并清洗干净，有条件的应进行常规消毒后再做刮痧治疗。

（2）刮痧器具应消毒，防止交叉感染。

（3）饥饿、饱餐、熬夜及精神紧张者不宜刮痧。

（4）刮痧时应取舒适体位，手法要求用力均匀、适中，由轻渐重，不可忽轻忽重，以患者能耐受为度。

（5）刮痧应顺一个方向刮，不可来回刮，至皮下出现紫红色或紫黑色痧点时即可。

（6）若患者出现头晕、恶心、出冷汗、面色苍白等晕刮症状，应停止刮痧，让患者平卧休息即可好转。

（7）刮痧后应休息一会儿，适量饮用温开水，禁食生、冷、油腻食物。

（8）每次刮痧以 20～25 分钟为宜，每一部位刮 20 次左右，5～7 日后可再刮第 2 次，连续 7～10 次为 1 个疗程，每个疗程之间应隔 10 日，一般以刮 2 个疗程为宜。